I0030379

95

Td 48.

T 2495.
F

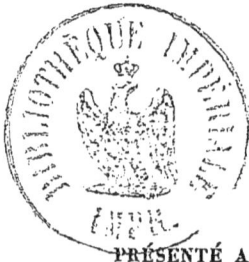

BIBLIOTHÈQUE IMPÉRIALE

RAPPORT

PRÉSENTÉ A M. LE MINISTRE DES TRAVAUX PUBLICS,

DE L'AGRICULTURE ET DU COMMERCE,

SUR L'ÉPIDÉMIE

VULGAIREMENT CONNUE SOUS LE NOM

DE GRIPPE,

QUI A RÉGNÉ A MONTPELLIER EN 1837.

RAPPORT

PRÉSENTÉ A M. LE MINISTRE DES TRAVAUX PUBLICS,

DE L'AGRICULTURE ET DU COMMERCE,

SUR L'ÉPIDÉMIE

VULGAIREMENT CONNUE SOUS LE NOM

DE GRIPPE,

QUI A RÉGNÉ A MONTPELLIER EN 1837,

par M. Caizergues,

Doyen et Professeur de Clinique médicale de la Faculté de médecine de Montpellier,
Médecin en chef de l'hospice civil et militaire Saint-Eloi, Médecin des Epidémies,
Membre Correspondant de l'Académie royale de médecine de Paris, etc., etc.

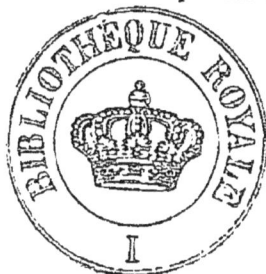

BIBLIOTHÈQUE ROYALE
I

MONTPELLIER

CHEZ SEVALLE ET LOUIS CASTEL, LIBRAIRES.

PARIS

CHEZ J.-B. BAILLIÈRE, LIBRAIRE,

rue de l'Ecole-de-Médecine, N° 13 bis.

1841

DE L'IMPRIMERIE DE JEAN MARTEL AINÉ,

Montpellier, rue de la Préfecture, 40.

Le Rapport que je publie a été envoyé à Monsieur le Ministre des travaux publics, de l'agriculture et du commerce, vers la fin de 1837.

Quoique M. L⁵ Barre, chef de clinique médicale, ait donné, dans le *Journal de la Société de médecine-pratique* de cette ville, une analyse aussi exacte que bien raisonnée de ce travail, j'ai pensé que sa publication pourrait être utile à Messieurs les Etudiants en médecine. Ce Rapport leur rappellera des principes que je leur enseigne dans mes leçons cliniques, et dont je fais l'application au lit des malades.

J'ai voulu, par cette communication, témoigner de nouveau à nos Elèves ma constante sollicitude pour leur instruction.

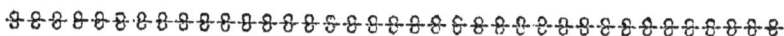

RAPPORT

SUR L'ÉPIDÉMIE

CONNUE VULGAIREMENT SOUS LE NOM DE

GRIPPE,

qui a régné à Montpellier en 1837.

Monsieur le Ministre,

L'épidémie connue vulgairement sous le nom de *Grippe* (1), étant dans toute son intensité le 10 mars 1837, époque du Rapport que j'ai eu l'honneur de vous adresser, j'ai dû me borner alors à vous exposer, sous forme de propositions générales, le résultat des faits que j'avais recueillis dans

(1) Cette dénomination de *Grippe* date de 1743, et fut donnée pour la première fois au Catarrhe épidémique qui régna, cette année, en France, et dont notre Sauvages a donné la description.

A

mon service à l'hospice Saint-Eloi de Montpellier,
et dans ma pratique en ville. Cette maladie ayant
cessé depuis long-temps, je vais vous donner les
renseignements que vous demandez par votre lettre
du 20 février 1837, « sur la marche et les effets
» de cette maladie, sur l'époque de son invasion, le
» degré d'extension qu'elle a pris, sur sa durée, sur
» les symptômes qu'elle a présentés dans les diverses
» phases de son développement, le nombre des décès
» qu'elle a pu occasionner ; enfin, sur les mesures
» adoptées pour la combattre. »

Tous les documents que vous désirez, Monsieur
le Ministre, ressortiront, de la manière la plus évidente, de l'histoire générale que je vais tracer de
l'Epidémie, et dans laquelle je traiterai :

1° Des intempéries de l'air, ou des constitutions
atmosphériques qui ont précédé et accompagné la
maladie ;

2° De son invasion et de sa durée ;

3° De ses causes ;

4° De ses symptômes ;

5° De sa nature ;

6° De son traitement ;

7° De la mortalité qu'elle a occasionnée.

ARTICLE Ier

Intempéries de l'air, ou Constitutions atmosphériques qui ont précédé et accompagné la maladie.

L'été de l'année 1836, qui avait été précédé d'un hiver très-froid et prolongé et d'un printemps variable, se fit remarquer par une température chaude et sèche, aussi intense que longue.

L'automne qui lui succéda, fut très-beau, quoique d'une température variable, avec prédominance de chaleur et de sécheresse, jusqu'au mois d'octobre. Le 18 de ce mois, la température continuant à être chaude et sèche, comme si nous étions dans un second été, et le ciel s'étant rarement montré d'une aussi grande pureté, il apparut un phénomène peu ordinaire dans nos contrées. Une aurore boréale très-brillante se montra, de 10 à 11 heures, par une des plus belles soirées d'automne; tout l'horizon était en feu, la ville semblait en proie au plus violent incendie, la garnison fut mise sur pied; mais on reconnut bientôt que l'incendie était simulé par un météore igné qui s'éteignit et disparut vers minuit.

Le 25 octobre, la température commença à se refroidir, et le 29, le temps devint si froid qu'il tomba de la neige, chose très-rare à cette époque dans nos climats, où l'on ne l'observe pas souvent, même à des périodes avancées de l'hiver. La neige ne fondit qu'après trois jours; un froid très-vif et très-sec se fit sentir, et de très-fortes gelées survinrent.

Il importe de remarquer, que, depuis peu d'années, nos hivers, autrefois renommés par leur douce température qui attirait dans notre ville un grand nombre d'étrangers, sont devenus très-précoces et si froids, que les gelées, jadis peu communes, sont presque constantes, et que la glace, qui était apportée à grands frais de montagnes assez éloignées, pendant l'été, ne manque plus maintenant, grâces aux approvisionnements plus que suffisants qu'on peut en faire en hiver.

Nous espérions que l'hiver de 1836 à 1837, qui avait débuté de si bonne heure, ne serait pas de longue durée, et que des froids que l'on ne ressent pour l'ordinaire dans nos pays que vers la fin de décembre, ou dans les premiers jours de janvier, cesseraient bientôt. Mais nos espérances ont été déçues, et cet hiver anticipé s'est prolongé avec la même intempérie froide et sèche excessive jusqu'au mois de février.

Pendant les mois de novembre, décembre et janvier, les vents du nord et du nord-est ont prédominé; le thermomètre, qui a été presque toujours à zéro ou au-dessous, est descendu souvent à 7 et 8 degrés centigrades au-dessous de zéro. La gelée a été continue, et la glace très-épaisse. S'il survenait quelques jours de dégel, ils étaient rares et bientôt remplacés par un froid très-piquant.

La pluie, qui a été peu fréquente, est venue toujours du nord et du nord-est; elle était très-froide; c'était, comme on le dit vulgairement dans le pays, de la neige fondue.

L'hygromètre a presque toujours approché du maximum de la sécheresse.

Dès les premiers jours de février 1837, la température s'est successivement élevée, et du 5 au 20 de ce mois, le thermomètre a marqué 10, 12 et 15 degrés au-dessus de zéro. On ressentait une chaleur douce, semblable à celle du printemps, on croyait au retour de cette saison ; quelques personnes ont quitté les vêtements d'hiver.

Les vents du sud régnaient pendant le jour, ils passaient à l'ouest le soir, au nord pendant la nuit; ils étaient encore au nord le matin, pour revenir au nord-est et rester au sud pendant la plus grande partie du jour, jusqu'au coucher du soleil. Cette direction des vents ne s'observe dans nos contrées que pendant l'été. Du reste, le ciel était toujours très-serein et de la plus grande pureté.

Le 18 février, on vit, de 8 à 10 heures du soir,

une aurore boréale moins brillante que celle du mois d'octobre précédent. Ce météore, ayant diminué d'intensité à 10 heures, parut se rallumer à 11 heures et s'éteignit tout-à-fait à minuit.

Du 20 au 28 février, après une pluie apportée par le vent du nord, la température printanière des jours précédents fit place subitement à un froid très-vif et très-sec ; les vents du nord et du nord-est soufflèrent avec une nouvelle impétuosité ; le thermomètre tomba à 4 et 5 degrés au-dessous de zéro, il y eut de fortes gelées. Les amandiers, qui s'étaient déjà couverts de fleurs, gelèrent, et leur végétation s'arrêta.

Cette température froide et sèche se soutint à peu près au même degré d'intensité pendant les mois de mars et d'avril. Le 23 mars, il tomba de la neige, qui fondit le 24. La neige, à cette époque, est, pour nos climats, tout aussi extraordinaire que celle qui tomba le 29 octobre.

Cet hiver, très-remarquable par ses rigueurs, puisque le thermomètre est souvent descendu et s'est maintenu à 7 et 8 degrés au-dessous de zéro, l'a été aussi par sa longue durée. Il est, en effet, d'une observation assez constante, que nos hivers, qui ne commencent que vers la fin de décembre ou même dans la première quinzaine de janvier, se terminent dans le mois de février, et au plus tard au commen-

cement de mars. La végétation est en pleine activité
dans le cours de ce mois; mais, cette année, l'hiver
qui avait débuté les derniers jours d'octobre, s'est
prolongé jusqu'à la fin d'avril, et la végétation s'est
fait à peine apercevoir du 20 au 30 de ce dernier
mois, en sorte que toutes les productions de la terre
paraissent devoir être retardées de près d'un mois
et demi (1).

En résumant ces observations météorologiques,
on reconnaît que, les qualités excessives et constantes de l'air ayant été le froid et la sécheresse,
avec prédominance des vents du nord, la constitution médicale de l'hiver a été froide et sèche, et
que les maladies qui se sont manifestées pendant
son cours, auraient dû participer du caractère inflammatoire.

(1) Ceci a été écrit au mois de mai 1837, dont la
température a été encore froide et sèche, mais variable.
Cependant des chaleurs précoces, survenues au mois de
juin, ont tellement hâté la végétation, qu'il n'y a eu, cette
année, aucune différence relativement à l'époque ordinaire
de la maturité des fruits et à celle des récoltes.

ARTICLE II.

Invasion de la Grippe. — Sa durée.

Raymond de Marseille a observé que *les grandes
sécheresses qui se mêlent aux intempéries, soit froides,
soit chaudes de l'air, sont plus salutaires que l'humidité qui se joint au chaud ou au froid;*........ et
que *les années les plus abondantes en pluies sont les
plus chargées de maladies* (1). Cette observation, déjà
faite par Hippocrate (2), a été vérifiée par les médecins cliniciens de nos contrées, et a pu encore
être constatée cette année. En effet, malgré les
intempéries fortes et permanentes de froid et de
sécheresse, et la prédominance des vents septentrionaux, on a vu très-peu de maladies, pendant
l'hiver de 1836-1837, en ville, dans la garnison, et
à l'hôpital dont les salles étaient presque entièrement désertes.

Le nombre et la gravité des affections inflammatoires, soit générales, soit locales, n'ont pas été en
rapport avec l'intensité et la durée d'une intempérie

(1) Mémoire sur les Epidémies. — Histoire de la Société
royale de Médecine, années 1780-1781.

(2) *Ex anni autem constitutionibus, quod in totum dixe-
rim, siccitates imbribus sunt salubriores et minùs mortiferæ.*
Hipp., aph. XV, sect. III.

froide et sèche, aussi forte et aussi permanente que celle dont nous éprouvions l'influence depuis la fin du mois d'octobre.

Nous n'avons observé dans l'hôpital Saint-Eloi que cinq ou six cas de fluxion de poitrine (1) inflammatoire, compliquée, comme cela arrive presque toujours dans nos climats (2), d'état bilieux. Il y

(1) Le mot *Fluxion de poitrine* est généralement et depuis bien long-temps adopté par les Médecins de Montpellier, pour désigner certains désordres fonctionnels aigus des poumons. Cette expression vague et indéterminée leur a toujours paru préférable à celle de *Pneumonie*. La première, en effet, peut être regardée comme une expression générique, qui, ne préjugeant rien sur la nature de l'affection, dont ces désordres ne sont que la manifestation, s'applique à toutes les espèces dont l'observation clinique a constaté l'existence et fixé les méthodes thérapeutiques. Le mot *Pneumonie*, au contraire, désignant toujours l'inflammation du parenchyme pulmonaire, est trop restreint et trop borné pour embrasser et dénommer ces diverses espèces. Si cette dernière expression est propre à l'état inflammatoire des poumons, pourra-t-elle s'étendre également à des états morbides si différents de ces mêmes organes qu'ils indiquent un traitement tout opposé? Peut-on confondre les Fluxions de poitrine catarrhale, bilieuse, putride, maligne ou *cacoethes* de Baillou, celles qui sont symptomatiques d'une fièvre intermittente ou rémittente, avec une véritable pneumonie ou inflammation des poumons ?

(2) Raymond de Marseille, dans son excellent mémoire déjà cité, a observé que, même en hiver, dans nos contrées, l'état bilieux se joignait aux autres affections morbides de

a eu quelques catarrhes (1) pulmonaires inflammatoires, véritables bronchites, qui ont exigé, suivant
que la fluxion était générale ou locale, les saignées
ou les applications de sangsues. Ces maladies ont
été observées pareillement parmi les Militaires et
les Civils de nos salles cliniques.

Quelques soldats ont été atteints de la variole, ils
n'avaient pas été vaccinés; ceux qui l'avaient été
n'ont eu que la varioloïde, qui a été aussi observée
dans nos salles.

Chez deux varioleux, la complication d'une pneumonie qui a fait passer rapidement les poumons à
l'hépatisation grise, comme la nécropsie nous l'a

cette saison. Fouquet (*Observations sur la Constitution des
six premiers mois de l'an* v) et tous les Praticiens de Montpellier avaient fait la même observation. De là, les succès
si souvent obtenus de l'emploi de l'émétique dans le traitement des maladies de nos climats.

(1) Le mot *Catarrhe pulmonaire* est aussi pour nous une
expression indéterminée qui désigne un certain ordre de
lésions des fonctions des poumons, qui, pouvant dépendre
de causes morbides autres que l'inflammation de la membrane muqueuse bronchique, ne saurait être caractérisé,
dans tous les cas, par le mot *Bronchite.* Celui-ci ne peut
s'appliquer qu'à une seule et même affection de cette
membrane, son inflammation.

C'est aussi parce que le mot *Grippe* est une expression
indéterminée qui ne préjuge rien sur la nature de la maladie,
que nous préférons cette dénomination à toute autre qui
spécifierait telle ou telle maladie.

démontré , a rendu la maladie exanthématique
promptement funeste.

Chez deux autres militaires, cet exanthème s'est
compliqué de fièvre putride ou septique (adynami-
que), avec pétéchies noirâtres, hémorrhagies d'un
sang clair et dissous, exhaustion des forces, etc., et
s'est terminé par la mort.

En ville, à l'exception de fluxions de poitrine,
même assez rares, la santé publique était dans
l'état le plus prospère ; tous les Médecins praticiens
s'accordaient à dire qu'à aucune autre époque ils
n'avaient eu aussi peu de malades, lorsque, vers
le 20 février, après le passage brusque d'une chaleur assez élevée, pour la saison (1), au froid le plus
vif et le plus piquant, on a vu l'explosion presque
subite de la Grippe.

Le premier malade militaire qui a présenté les
symptômes de cette maladie, est entré à l'hôpital
le 25 février. On comptait, cependant, un certain
nombre d'individus qui en étaient atteints, en ville et
dans les établissements publics, deux ou trois jours
auparavant. Mais on peut assurer, sans être accusé
d'exagération, que du 25 février au 5 mars, la
Grippe s'est étendue à toute la population, car il y

(1) Le thermomètre , marquant de 12 à 15 degrés au-
dessus de zéro, descendit tout d'un coup à 2 et 3 degrés
au-dessous.

a eu très-peu de familles dans lesquelles la presque totalité de leurs membres n'ait pas été malade. Les établissements publics, le collége royal, le séminaire, les pensionnats, les couvents, les écoles ont été entièrement et rapidement envahis.

Quant à la garnison, les soldats ayant été traités, la plupart, pour une maladie regardée généralement comme très-bénigne, dans leurs quartiers respectifs, il a été difficile de préciser le nombre des cas qui ont été observés dans les divers régiments qui la composaient. On a vu, après une promenade militaire faite par un de ces régiments, le temps étant très-froid, près de deux cents de ses soldats être pris de la Grippe et obligés de garder la chambre.

Ce n'a été, néanmoins, qu'après le 5 mars, qu'il est entré dans nos salles cliniques quelques militaires atteints de la maladie régnante, à un degré de gravité tel qu'on a été dans la nécessité de les transporter à l'hôpital.

L'épidémie, développée d'une manière si subite du 20 au 25 février, s'est étendue avec la même rapidité, et du 1er au 10 mars, presque toute la population a été frappée. C'est au 10 mars que l'on peut fixer l'époque de l'apogée de la maladie, ou de sa plus grande intensité. Elle a affecté un si grand nombre de sujets, que dans certaines familles tous les individus et même les domestiques en ayant été atteints à la fois , on y a manqué des secours les plus nécessaires à la vie. Heureusement , qu'elle n'était ni assez grave ni assez longue, pour que cette privation pût entraîner des suites fàcheuses.

On doit ajouter que le nombre des malades était si grand , qu'il était plus aisé de compter ceux qui ne l'étaient pas, que ceux qui l'étaient.

La Grippe, parvenue à son plus haut degré vers le 10 mars, a diminué ensuite d'une manière successive, et à la fin de ce même mois le nombre des malades a singulièrement décru , il s'est réduit à quelques cas rares; enfin , elle s'est terminée complétement dans la première quinzaine d'avril. Mais nous verrons, dans la suite de ce Rapport, que si le nombre des malades a diminué à cette époque, la gravité de la maladie s'est accrue , et que, dans le mois d'avril, il lui a succédé des fluxions de poitrine qui , conservant tous les caractères de l'affection précédente, ont été d'autant plus graves et d'autant plus funestes, que, leur véritable nature ayant été méconnue , elles n'ont pas été traitées de la manière la plus convenable.

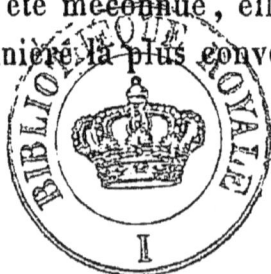

BIBLIOTHÈQUE ROYALE

ARTICLE III.

Causes de la Grippe.

L'état actuel de nos connaissances ne nous permet pas d'assigner aux maladies épidémiques leurs véritables causes. Trop heureux, si nous pouvons parvenir à suivre leur marche, à reconnaître leurs effets, à déterminer les indications de leur traitement le plus rationnel, et à choisir les moyens les plus efficaces pour les prévenir ou les combattre !

La Grippe nous a présenté tous les caractères de ces maladies qui, envahissant d'une manière progressive les contrées les plus distantes et les plus diverses, sévissent sur la généralité de leurs habitants, bien que différemment disposés, et prennent le nom de maladies populaires, et mieux de grandes épidémies. Comme ces dernières, elle nous est entièrement inconnue dans son origine.

C'est en vain qu'on en rechercherait la génération dans l'influence des qualités sensibles de l'air. Ce n'est point une maladie catastatique; s'il en était ainsi, on pourrait établir ses rapports de filiation avec les intempéries excessives et permanentes des saisons antérieures ou de la saison actuelle , qui forment ce qu'on appelle des constitutions médicales.

Nous avons énuméré la série des températures atmosphériques qui ont précédé et accompagné le règne de la Grippe.

Mais les mêmes qualités de l'air, chaudes et sèches, ou froides et sèches, se sont manifestées avec la même intensité et la même persévérance, sans qu'on ait observé à leur suite des maladies analogues à la Grippe. Si l'apparition de cette dernière a coïncidé, à Montpellier et dans ses environs, avec une prédominance très-prolongée d'une température de l'air froide et sèche, et le souffle presque constant des vents septentrionaux, elle s'est manifestée ailleurs sous l'influence de qualités atmosphériques bien différentes et même opposées. C'est ainsi que dans le nord de l'Europe, et surtout à Paris, on a vu la maladie se développer durant des intempéries froides et humides, et pendant l'absence complète des vents du nord. Ce n'est donc pas dans les qualités appréciables de l'air qu'on peut reconnaître sa cause productrice.

Si, d'ailleurs, la Grippe était le résultat immédiat de telle ou telle intempérie atmosphérique donnée, on la verrait se renouveler constamment avec cette intempérie ; l'observation atteste le contraire. Les températures froides et humides peuvent si peu être accusées de la produire, qu'en 1831 nous l'avons observée à une époque où l'élévation de la tempé-

rature ne semblait pas devoir favoriser ce genre
d'affections. C'est aux mois d'août et de septembre,
pendant lesquels la chaleur et la sécheresse sont les
plus fortes dans nos climats, que la Grippe de 1831
s'est montrée et a sévi avec le plus d'intensité.

Les variations atmosphériques et la succession
brusque et subite de températures opposées peuvent-
elles être regardées comme plus propres à amener la
Grippe, d'après ce principe : *Mutationes temporum
maximè pariunt morbos* (Hippocrate)?

En se livrant à la recherche des circonstances
atmosphériques qui ont précédé la production des
affections semblables qui ont régné épidémiquement
depuis un certain nombre de siècles, on découvre
que leur développement a souvent été en rapport
avec des variations atmosphériques très-intenses,
qui ont porté les plus grandes perturbations dans
les fonctions du système cutané. Mais combien de
fois de pareilles mutations de l'air n'ont-elles pas
eu lieu, sans qu'elles aient été suivies d'une maladie aussi généralement étendue que celle que
nous venons d'observer ! C'est, sans doute, après
une vicissitude atmosphérique très-remarquable,
ou le passage brusque d'une température assez
élevée à une température très-basse, survenu vers
le 20 février, que l'on a vu à Montpellier l'explosion presque subite de la Grippe ; mais, dans nos

contrées, ces rapides alternatives de chaud et de froid sont très-fréquentes, et jamais on n'en a éprouvé des effets aussi étendus.

Quelle importance peut-on donner, dans la pathogénie de la Grippe, à l'apparition des deux aurores boréales qui ont été aperçues aux mois d'octobre (1836) et février (1837)? Bien que ces météores soient des phénomènes peu communs dans nos climats, leur apparition n'y a jamais été suivie d'aucune maladie remarquable. Ainsi, le docteur Madier (1), dans son mémoire sur la topographie du Bourg-Saint-Andéol, parle de trois aurores boréales qui parurent en 1780 et furent sans effet sur la santé des habitants.

En supposant que les Astronomes pussent reconnaître et déterminer les perturbations que l'apparition des aurores boréales est capable d'exciter dans le mouvement et la quantité des fluides impondérables qui entrent dans la composition de l'atmosphère, les Médecins devraient attendre un certain nombre d'observations relatives à l'action de ces météores sur l'économie vivante, pour en établir les résultats.

Il importe néanmoins de constater et d'enregistrer les faits suivants:

1° L'épidémie catarrhale qui régna dans toute

(1) Histoire de la Société royale de médecine, années 1780-1781.

l'Europe et jusqu'en Amérique en 1732, parut vers le milieu de janvier de cette année, à Paris, où elle prit le nom de *Follette*, et fut décrite par J. Jussieu en 1733, dans une thèse soutenue sous la présidence de F. Afforti, semblerait avoir quelques rapports, quant à ses causes, avec notre épidémie. J. Jussieu observa que les étés et les automnes des deux années précédentes avaient été très-secs, et les météores ignés et les aurores boréales beaucoup plus fréquents que jamais.

2° La Grippe qui se manifesta en 1741 en Saxe, fut précédée, indépendamment d'une grande humidité dans l'air, d'une aurore boréale, remarquable autant par son éclat que par son étendue.

3° En 1676, le 13 mars, on vit, dans la Turquie et en Italie, des globes de feu qui consumèrent quelques sommets d'arbres et d'édifices; le 31 mars on en vit à Rome, à Florence, à Venise, le 8 avril à Montpellier, le 31 septembre il y eut un météore igné dans toute l'Angleterre; et le catarrhe épidémique vint à l'équinoxe d'automne.

4° Si, dans quelques cas, l'apparition des météores ignés a coïncidé avec le développement de certaines épidémies catarrhales, elle s'est aussi rencontrée avec leur cessation. C'est ainsi que l'affection catarrhale épidémique de 1637, dont Huxham *(De Aere et Morbis epidemicis)* nous a donné la description, cessa le 4 décembre de cette année, après l'explosion d'un phénomène igné qui parut, accompagné d'un brouillard froid et lumineux, dans toute la partie septentrionale de l'Europe, et mit tout le ciel en feu pendant une heure entière (1).

La Grippe n'est donc point une maladie dont la pathogénie puisse être expliquée par l'influence des qualités sensibles et appréciables de l'air; ce n'est point une maladie constitutionnelle ou catastatique.

Est-ce une maladie contagieuse? La Grippe ne peut être mise au nombre des affections qui se communiquent par contagion ou par infection. Son développement presque subit et comme par explosion, sa marche et son extension rapides, semblent exclure toute idée de propagation, au moyen de la dispersion plus ou moins lente et successive d'un principe contagieux ou infectieux.

Ce n'est pas que je puisse révoquer en doute ce mode de propagation pour la Grippe, pas plus que pour bien d'autres maladies réputées le plus communément non contagieuses. On ne saurait nier, en effet, que dans quelques circonstances elle n'ait eu toutes les apparences de la contagion, et qu'elle n'ait pu prendre le caractère contagieux, ainsi

---

(1) *Voy.* Tableau historique et raisonné des Epidémies catarrhales, vulgairement dites la Grippe, par M. Saillant, Doct. Rég. de la Faculté de Paris.

que l'ont observé des Médecins dignes de foi. Une maladie, bien qu'épidémique dans son origine, peut par la suite se propager et s'étendre en se communiquant des individus malades aux individus sains. Il convient de faire, ici, l'application des principes que j'ai posés ailleurs (1) sur la contagion.

D'après ces principes, qui sont autant de corollaires déduits du résultat des faits bien observés, on doit reconnaître :

1° Que, dans beaucoup de maladies que l'on classe parmi les affections contagieuses, la faculté de se transmettre d'un individu à un autre n'est pas toujours un caractère tellement essentiel à leur existence, qu'on puisse la regarder comme devant toujours constituer un des éléments nécessaires et absolus de ces maladies;

2° Qu'on doit, au contraire, considérer la contagion comme un caractère accidentel et relatif qui, semblable à tout autre élément, peut se joindre à plusieurs maladies habituellement non contagieuses, tandis que cette faculté peut manquer dans celles qui le sont le plus souvent;

3° Que la faculté contagieuse exige pour son développement le concours de certaines circonstances, tant générales qu'individuelles, qu'il n'est pas

(1) Mémoire sur la Contagion de la Fièvre jaune. Paris et Montpellier, 1817.

toujours facile de déterminer. Le défaut de ces circonstances doit nécessairement réduire le nombre de ces affections, et leur réunion ou leur multiplicité doit l'augmenter. Il est donc impossible d'établir que telle maladie qui est le plus souvent contagieuse ne puisse être privée de cette faculté, et que telle autre qui ne l'est point ordinairement ne puisse le devenir, lorsque son apparition coïncide avec le concours de ces circonstances indéterminées qui sont propres à favoriser le mode contagieux.

La Grippe, bien qu'elle n'ait pas le plus souvent la propriété de se transmettre par contagion, s'est rencontrée parfois avec le concours de certaines circonstances qui ont développé en elle un principe contagieux; alors on a pu la voir se communiquer d'un individu à un autre, et réunir ainsi le double caractère épidémique et contagieux (1).

La Grippe, n'ayant donc aucun rapport de causalité, soit avec les intempéries atmosphériques, soit avec la dispersion de miasmes contagieux ou infectieux, a fait sa première apparition, dans le mois de janvier, à Londres; elle a ensuite éclaté dans diverses contrées de l'Europe, et a frappé pareillement des hommes dont le régime et le tempérament étaient très-différents.

Quelle a donc été la cause de cette épidémie?

(1) Cabanis, Obs. sur les Aff. Cat. en gén. Paris, 1813.

Faudra-t-il avec Sydenham rechercher cette cause, comme celle des grandes épidémies, dans une corruption spéciale de l'atmosphère, qui est produite, ou par des influences des corps célestes, ou par des vapeurs qui s'élèvent du sein de la terre, lorsqu'elle souffre quelque altération qui nous est inconnue? Short a très-bien réfuté ces conjectures de Sydenham (1).

« De quelle utilité, dit Barthez, peuvent être ces » hypothèses vaines et vagues qui vont chercher les » causes des épidémies dans des mouvements intes-» tins que recèlent les entrailles de la terre, ou bien » dans des rapports de situation qu'ont entre eux » les corps qui se meuvent dans l'immensité des » cieux ? (2) »

D'autres hypothèses plus ou moins ingénieuses ont été imaginées pour expliquer la pathogénie des épidémies ; mais les faits bien vus ne donnent aucune preuve directe des causes que ces hypothèses assignent à la production des maladies populaires. Nous sommes forcé de convenir, avec tous les grands observateurs, que la cause des épidémies nous est encore entièrement inconnue.

Il faut admettre avec Fernel (3), qu'indépendam-

(1) Shorts, Chronolog. histor. of the air.
(2) Discours sur le Génie d'Hippocrate.
(3) De Morbis pestilentialibus, lib. II, cap. XIII.

ment des changements dans les qualités et les températures de l'air, il y a, relativement à la formation des maladies épidémiques, quelque chose de plus caché et de plus pernicieux qui est transporté et suspendu dans l'atmosphère qui nous environne.

Fernel rapporte qu'en 1538, une dyssenterie très-grave exerça ses ravages dans toute l'Europe, au point qu'aucune ville n'en fut exempte; cependant les saisons avaient été bien réglées, et l'air n'avait présenté aucune inégalité dans ses températures, ni aucun excès dans ses qualités.

Il ajoute qu'il pourrait faire la même observation sur d'autres épidémies de lienteries, de pleurésies, de fièvres graves qui avaient sévi épidémiquement de son temps ou antérieurement.

D'ailleurs, remarque-t-il avec raison, une température donnée ne pourrait être funeste à une aussi grande étendue de pays, et celle qui serait pernicieuse à une contrée serait probablement utile à une autre diversement exposée.

Cet aveu de notre ignorance est plus près de la vérité, que toutes les hypothèses que l'on a créées pour rendre raison des maladies épidémiques. Les hypothèses, en supposant connues les causes des phénomènes, nous empêchent de nous livrer aux recherches ultérieures, indispensables pour découvrir le véritable rapport de la succession des phénomènes;

le doute philosophique, au contraire, ne préjugeant rien sur la solution des problèmes proposés, ouvre la plus vaste carrière à nos investigations. Il importe bien plus de constater dans les sciences les lacunes qu'elles offrent, que de supposer ces lacunes remplies.

Puisqu'il nous est impossible de déterminer la nature du principe épidémique de la Grippe, nous devons nous borner à en suivre la marche et à en constater les effets. Voyons donc quelles sont les circonstances qui ont pu en favoriser les progrès.

Il ne paraît pas qu'il y ait eu de condition particulière, à laquelle on ait pu attribuer l'apparition de la maladie épidémique, chez tel ou tel sujet; elle a atteint toutes les classes de la société; les individus de tout âge, de tout sexe, etc., en ont été également affectés.

Aucune cause occasionnelle n'a pu être accusée de l'avoir produite. Si quelques personnes se sont reproché, les unes des écarts de régime, les autres l'imprudence de s'être dépouillées trop tôt des vêtements d'hiver pendant la température plus chaude des premiers jours de février, d'autres enfin de s'être exposées à l'impression du froid; chez le plus grand nombre, la Grippe s'est développée spontanément, ou par la seule influence du principe épidémique. Combien d'individus n'ont-ils pas éprouvé les effets de cette influence, au milieu des plus grandes précautions contre les intempéries de l'air, dans leurs appartements, au coin du feu, et même dans leur lit! Des malades retenus au lit par diverses affections chroniques ont été saisis de l'épidémie, qui est venue ajouter à la gravité de leurs maux.

Si l'on n'a pu reconnaître des circonstances spéciales, propres à favoriser la génération de la Grippe; si cette maladie a frappé pareillement des sujets placés dans des positions différentes, on a observé que les effets du principe épidémique n'ont pas été les mêmes chez tous les individus; et nous verrons, dans l'article suivant, qu'ils ont présenté de grandes différences relativement à leur degré de gravité et à leur forme, dans les conditions diverses de sexe, de tempérament, d'âge, de dispositions et d'états morbides actuels ou antérieurs.

ARTICLE IV.

Symptômes de la Grippe.

Bien que l'épidémie fût entretenue par une cause
unique et toujours la même, elle s'est offerte cependant sous des formes différentes, dont la diversité
était en rapport avec les désordres fonctionnels des
organes sur lesquels elle avait porté son impression
et fixé son siége. L'on a eu, dans le cours de cette
maladie, plus d'une occasion de reconnaître la
nécessité de faire cette distinction, si importante en
médecine clinique, de l'affection et de la maladie.
Le principe épidémique a, en effet, déterminé des
maladies diverses, suivant qu'il a intéressé toute la
constitution, ou qu'en se localisant, il a agi sur
telle ou telle partie du système vivant (1).

(1) Notre Rivière avait déjà observé que l'affection
catarrhale pouvait produire des maladies différentes, suivant les parties sur lesquelles elle portait son impression:
« *In aliis etiàm partibus, varios producit effectus ; in*
» *nervis torporem, paralysim, convulsionem, tremorem; in*
» *auribus surditatem, tumorem ; in oculis ophthalmiam,*
» *lacrymas, cæcitatem ; in uvulâ tumorem, laxitatem, ulcus;*
» *in gutture anginam; in pectore et pulmone pleuritidem,*

Les dispositions individuelles inhérentes au sexe,
à l'âge, au tempérament, aux habitudes, etc., ont
aussi imprimé à l'épidémie des modifications remarquables.

La Grippe débutait ordinairement, aux heures
du soir, par des frissons vagues et irréguliers, alternant avec des bouffées de chaleur, et se manifestait
ensuite par des lassitudes et des douleurs dans les
membres qui étaient comme brisés; de la pesanteur
de tête; de la rougeur avec larmoiement des yeux,
des éternuements fréquents avec *coryza* et écoulement
par le nez d'un liquide séreux abondant; de l'enrouement avec douleur à la gorge, de la toux, etc.;
le pouls était petit, serré et fréquent.

Il y avait alors une céphalalgie très-forte, un
sentiment d'inquiétude et d'angoisse générales,
avec une grande prostration des forces, difficulté et
même impossibilité de se mouvoir; la face offrait
un caractère particulier de souffrance, elle était
resserrée et grippée, comme on dit vulgairement;
des douleurs vives se faisaient ressentir aux épaules
aux reins, aux cuisses, et souvent dans toutes les

» *peripneumoniam, tussim, asthma, hæmophthoen, phthysin;*
» *in ventriculo vomitum, inappetentiam ; in intestinis diar-*
» *rhœam et dyssenteriam.....* » (Praxeos medicæ liber II,
cap. xv de Catarrho.)

articulations. Le mal de gorge était violent; il y avait dysphagie, avec une excrétion très-incommode par les *fauces* et la bouche, d'une quantité excessive de matières, tantôt séreuses, tantôt muqueuses et épaisses.

La toux était vive et fréquente, elle avait un son particulier et quelque chose de spasmodique; elle revenait par quintes, et excitait des douleurs vives dans la région épigastrique et dans les hypocondres; d'abord sèche, elle était suivie, vers la fin de la maladie, d'une expectoration de matières muqueuses plus ou moins épaisses; les crachats n'ont été ni visqueux, ni mêlés de sang.

Les malades éprouvaient un sentiment de constriction douloureuse dans la cavité thoracique, plus sensible dans sa région sternale; la dyspnée était grande, cependant la percussion de la poitrine donnait un son normal, et l'auscultation ne faisait découvrir aucun signe de lésion des organes qu'elle contient; l'on ne percevait le plus souvent qu'un léger râle muqueux.

Le pouls, qui au début était petit et serré, prenait du développement et de la force, mais rarement de la dureté.

Le type de la fièvre était continu-rémittent, et ses exacerbations se faisaient le soir et duraient toute la nuit.

Le sommeil manquait, ou il était troublé par des rêves pénibles et une grande agitation.

La peau était tantôt chaude et sèche, tantôt humide et couverte d'une sueur passagère qui disparaissait au moindre déplacement dans le lit.

Je n'ai vu qu'une seule fois l'habitude du corps se couvrir d'un exanthème miliaire très-abondant. Cette maladie exanthématique fut une complication et n'offrit rien de critique ; elle suivit ses périodes ordinaires, et se termina par la chute de l'épiderme en plaques très-étendues.

La langue était ordinairement humide, molle et recouverte d'un enduit blanchâtre ou jaune, elle ne fut jamais rouge et sèche ; la bouche était pâteuse, mauvaise et parfois amère ; il y avait anorexie et dégoût pour toute espèce d'aliments ; la soif n'était pas vive.

La constipation était le plus souvent opiniâtre.

L'urine était rare, rouge, et avait un sédiment briqueté ; parfois elle était abondante et claire, et, sur la fin, elle présentait un dépôt de matière blanche et homogène.

Le plus grand nombre de ces symptômes se soutenaient à des degrés variables d'intensité jusqu'au neuvième ou onzième jour, et dépassaient rarement le quatorzième.

Dans quelques cas, néanmoins, la durée de la

maladie était bien moindre, et elle s'est présentée sous la forme d'une fièvre éphémère simple ou prolongée.

La Grippe se terminait le plus souvent par des sueurs copieuses et générales, et quelquefois par des selles de matières plus ou moins liées. Elle laissait toujours après elle une très-grande faiblesse, et un sentiment de mélancolie et d'abattement moral que l'on ne pouvait s'expliquer.

L'inappétence allait jusqu'au dégoût pour tous les aliments; l'amertume de la bouche et la difficulté des digestions se faisaient observer long-temps encore après la cessation entière de la maladie, et les organes digestifs ne se rétablissaient qu'à la longue, de l'état de langueur et d'atonie dont ils avaient été frappés.

La maladie a été en général bénigne, surtout à l'hôpital, où il n'a été fait aucune autopsie cadavérique (1).

(1) Il est rare que, dans nos pays méridionaux, les Affections catarrhales présentent les accidents graves qui les rendent si souvent fatales dans le nord.

Ce n'est guère que chez les vieillards, que les Catarrhes prennent une issue fâcheuse dans le midi.

Je n'ai vu qu'une seule épidémie de Catarrhe pulmonaire inflammatoire, véritable bronchite, très-grave, qui ait décidé une grande mortalité. Ce catarrhe, dont M. Galet a donné la description dans sa thèse inaugurale, régna en 1829, parmi les soldats de la garnison de Montpellier.

Il paraît, du reste, par les rapports des Médecins qui ont observé la Grippe dans les contrées où
elle a été plus grave et souvent mortelle, que les
recherches nécroscopiques n'ont pu rendre raison
de la gravité des symptômes et de l'intensité alarmante et même funeste de la dyspnée observée
pendant le cours de la maladie. On n'a rencontré
que des lésions cadavériques très-légères, et nullement en proportion avec l'état fâcheux des malades (1).

Les symptômes que nous venons de décrire constituaient une affection de tout le système vivant,
et dans le plus grand nombre des cas, le principe
épidémique ne paraissait pas appuyer plus sur un
organe que sur un autre, pour former une maladie
locale. Dans quelques circonstances, son action se
dirigeant spécialement tantôt sur une partie, tantôt
sur une autre, donnait lieu à des désordres fonc-

---

(1) C'est ainsi que, dans le Catarrhe épidémique de 1829,
les altérations organiques que la nécropsie manifesta, furent
insuffisantes pour expliquer la gravité de cette maladie,
de même que l'état fluxionnaire et la congestion sanguine
qui décidaient l'espèce d'asphyxie à laquelle les malades
succombaient subitement, au moment où l'on comptait sur
leur prochain rétablissement. Il y avait, dans cette épidémie, comme dans la Grippe du nord, quelque chose de
délétère dont la détermination était au-dessus de l'investiga-
tion anatomico-pathologique.

tionnels divers ou à des manifestations différentes,
et il en résultait alors autant de maladies qui, bien
que dissemblables par la forme, étaient les mêmes
au fond.

L'on a vu l'affection épidémique fixer son siége
sur la gorge ou les amygdales et la partie supérieure
de l'œsophage, et déterminer une angine souvent
grave.

Chez un militaire placé au N° 12 de la salle
St-Lazare, l'impression morbifique s'étendit depuis
les *fauces* jusqu'à tout l'intérieur de la bouche et à
la langue; celle-ci ayant acquis un volume énorme
fut projetée hors de la cavité buccale, d'où elle
faisait une saillie très-grande.

Le plus souvent les symptômes locaux prédomi-
nants étaient ceux de l'affection des principaux
organes de la respiration, et il se déclarait un
catarrhe pulmonaire plus ou moins fâcheux. C'est
la forme qu'a prise le plus ordinairement l'épidémie
chez les personnes avancées en âge.

Les vieillards ont été le plus gravement affectés; c'est parmi eux que la Grippe a choisi toutes
ses victimes. La plupart ont succombé très-prompte-
ment; quelques-uns même ont été enlevés presque
subitement, ou au second ou troisième jour. Leurs
poumons ont été frappés d'une espèce de sidération
asphyxique qui a été brusquement suivie de leur

engouement. La mort a été déterminée par l'impossibilité où ils étaient de se débarrasser de crachats d'une matière tenace et glutineuse, dont les moyens excitants, internes ou externes, n'ont pu parvenir à provoquer l'expectoration.

L'affection des poumons s'est présentée chez les enfants avec un état nervoso-spasmodique très-grave ; la toux a été convulsive, et l'on en a vu quelques-uns offrir tout l'appareil des symptômes du Catarrhe suffocant. Malgré cette gravité, la maladie n'a enlevé aucun individu de cet âge.

La Grippe s'est étendue, plusieurs fois, de la membrane muqueuse bronchique au parenchyme du poumon. Il s'est déclaré alors des points pneumoniques, qui ont été bientôt suivis d'une terminaison fatale, surtout lorsque, n'ayant aucun égard à la cause première, ou à la véritable nature de ces fluxions de poitrine, on a abusé, dans leur traitement, des émissions sanguines. Cette forme pneumonique a été le plus souvent observée vers la fin de l'épidémie.

Dans quelques cas, la Grippe, portant son impression sur le tube intestinal, a déterminé des selles liquides abondantes, accompagnées de coliques et de ténesme, et a constitué une espèce tantôt de diarrhée, tantôt de dyssenterie. Il y a eu cependant très-peu d'exemples de cette manifestation de l'épidémie, et il n'est entré dans nos salles cliniques qu'un seul individu atteint du flux dyssentérique. Il fallait bien distinguer le flux diarrhoïque, symptômes de la Grippe, de celui qui a offert, dans plusieurs circonstances, une sorte de crise de la maladie. Ce dernier survenait vers la fin, tandis que le premier se déclarait dès le début. La nature et la consistance des selles n'étaient pas, d'ailleurs, les mêmes dans l'un et l'autre.

Les jeunes gens forts et vigoureux, ainsi que les adultes d'un tempérament sanguin et d'une constitution athlétique, ont éprouvé la Grippe à un degré d'intensité et de violence excessives. On a observé alors une céphalalgie très-intense, suivie parfois de délire ; la rougeur vive et la tuméfaction de la face ; l'injection des vaisseaux de la conjonctive ; un pouls dur, fort et plein ; une chaleur brûlante de tout le corps ; une soif ardente, etc. Ils ont eu tous les symptômes d'un état inflammatoire, avec congestion sanguine cérébrale.

Les personnes du sexe, et les individus qui s'en rapprochent le plus par les circonstances de la texture molle et délicate de leurs tissus, et par leur sensibilité et leur mobilité extrêmes, ont ressenti, dès l'invasion, un violent mal de tête, des douleurs très-vives dans la région épigastrique, des envies de vomir, ou des nausées suivies de vomissements de matières d'abord bilieuses et ensuite muqueuses, des douleurs déchirantes dans les membres, des crampes dans les extrémités inférieures, et autres phénomènes nerveux très-graves ; après lesquels on voyait la fièvre se déclarer, et avec elle tous les autres symptômes de l'affection épidémique portant sur tout le système.

Celle-ci, après avoir subi son cours assez régulièrement, parvenait à une heureuse solution vers le neuvième jour, auquel il paraissait des sueurs générales et critiques. L'état nerveux prédominant dont nous venons de décrire les symptômes, a fait regarder par quelques Praticiens les cas dans lesquels il s'est présenté, comme formant une espèce de Grippe qu'ils ont désignée sous le nom de *Grippe nerveuse.* Mais nous verrons que l'état nerveux était un des éléments constitutifs de la Grippe, et en spécifiait en grande partie la nature, avec cette circonstance que dans certains cas il prenait un degré de prédominance remarquable.

L'épidémie a eu pour résultat assez constant, de ramener les maladies dont certains individus avaient l'habitude.

Les personnes sujettes au rhumatisme ou à la goutte ont vu se reproduire, chez elles, à l'occasion de la Grippe, des attaques d'affection rhumatismale ou goutteuse plus ou moins intenses et participant du caractère de la maladie régnante.

Plenciz, le fils, avait déjà observé (1) que les épidémies avaient coutume d'exciter les maladies auxquelles on était déjà prédisposé ; que celles-ci revêtaient la nature épidémique, et que, même sous leur influence, les maladies chroniques, la goutte par exemple, prenaient un caractère différent et relatif à l'affection régnante, au point de ne céder qu'aux moyens thérapeutiques employés contre cette dernière.

Non-seulement les phthisiques ont éprouvé une aggravation très-remarquable de leurs maux, sous l'influence de l'épidémie ; non-seulement la complication de celle-ci a imprimé une marche plus rapide à l'affection pulmonaire et en a hâté le terme fatal ; mais encore les individus qui portaient une prédisposition à la phthisie, ont été atteints de cette cruelle maladie, à la suite de la Grippe dont ils ont ressenti tous les effets avec plus de gravité que ceux qui étaient plus favorablement constitués du côté des poumons. Beaucoup de personnes ont pu dater le commencement de leur phthisie, de l'invasion de la Grippe.

Cette maladie, considérée dans sa durée et dans

(1) *Acta et observata medic. Pragæ et Viennæ.* — 1783, *cap.* IV, *p.* 94.

son ensemble, a offert, comme toutes les épidémies, des caractères différents à diverses époques. Cette diversité de caractères, relative non à sa nature constamment la même, mais bien à son extension, à son intensité et à ses formes, a permis d'en diviser le cours en plusieurs périodes ou phases.

Bien que le développement de la Grippe ait été presque subit, et sa marche très-prompte, il a été cependant possible d'y distinguer quatre périodes principales : une période d'invasion, une période d'augment, une période d'état, et une période de déclin et de terminaison.

Dans la première période, qui s'est étendue du 20 février au 1er mars, les symptômes de la maladie ont été légers, et l'on n'a noté alors que les phénomènes d'une fièvre éphémère, tantôt simple, tantôt prolongée, ou bien ceux d'un catarrhe pulmonaire bénin.

Dans les premiers jours de cette période, le nombre des malades était encore peu considérable, mais il a été croissant jusqu'au 1er mars.

C'est du 1er au 10 mars que l'on peut fixer les périodes d'augment et d'état de l'épidémie. Cet intervalle de temps a été celui de son accroissement rapide, de son apogée et de toute son extension.

Dans sa période d'état, l'épidémie a revêtu tous ses caractères, à un degré d'intensité qui s'est

surtout fait remarquer chez les vieillards, les personnes du sexe, les individus d'un tempérament
nerveux, et quelques enfants. Elle s'est manifestée alors sous toutes les formes que nous avons
décrites.

Parvenue au *maximum* de son développement, la
maladie a bientôt décru, et a éprouvé une diminution graduelle; du 15 au 30 mars, sa période de
déclin est devenue évidente, l'on n'en a plus aperçu
que quelques cas; elle s'est enfin terminée d'une
manière complète dans la première quinzaine du
mois d'avril.

Cependant les cas plus rares que l'on a vus dans
cette période de déclin et de terminaison, conservant toujours les caractères et la nature primitive de
l'épidémie, ont présenté des formes bien différentes
et des complications graves, par la circonstance
d'intéresser le parenchyme pulmonaire où l'affection
morbifique a établi son siége. C'est alors que l'on a
observé cette espèce de fluxion de poitrine maligne,
mali moris ou κακοήθης, si bien décrite par Baillou,
Stoll, Fouquet, Frank, Broussonnet et autres, qui
en ont parfaitement distingué la nature et déterminé les indications thérapeutiques.

Les individus qui, atteints de la Grippe, avaient
négligé de se soigner convenablement; ceux qui
déjà avaient été très-fortement frappés antérieure-

ment de cette maladie ; les sujets qui avaient été affaiblis par divers genres d'excès, ont été particulièrement exposés à cette espèce de fluxion de poitrine, qui a été mortelle lorsqu'on a abusé des émissions sanguines.

Cependant, chez quelques sujets qui ne se trouvaient dans aucune des conditions précitées, cette affection des poumons s'est déclarée spontanément, ou par la seule influence du principe épidémique.

ARTICLE V.

Nature de la Grippe.

La connaissance de la nature ou de la cause prochaine et immédiate de la Grippe ne peut résulter que de la distinction des affections morbides essentielles qui entrent dans sa constitution, de la détermination de leur espèce, de leur nombre, de leur influence réciproque, et de leurs rapports avec les divers systèmes d'organes.

Une seule méthode s'est offerte à nous pour arriver à ce résultat important : c'est l'induction, méthode la plus sage pour nous éclairer dans l'étude et l'explication des faits pathologiques.

Nous avons donc constaté d'abord, d'après l'observation et l'expérience, tous les phénomènes de la Grippe dans ses différentes périodes ; nous les avons comparés ensuite en les rapprochant, nous les avons distribués suivant l'ordre de leur filiation, et nous nous sommes élevé, enfin, à quelques phénomènes essentiels et primitifs dont les autres nous ont paru dépendre comme de leurs causes. Ces phénomènes principaux sont, pour nous, les affections élémentaires dont la réunion constitue la nature de la Grippe.

Telle est la marche que nous avons suivie, et dont le but était, après avoir reconnu les faits particuliers, de remonter aux faits les plus généraux et de lier étroitement les uns et les autres d'après leur dépendance.

Le fait le plus général auquel cette étude analytique de la Grippe nous a conduit, c'est l'existence d'un principe épidémique, dont nous n'avons pu déterminer la nature, à cause de l'impossibilité où nous avons été de le rapporter à une cause appréciable ; aussi sommes-nous resté dans le scepticisme le plus complet à cet égard. Cet aveu de notre ignorance nous a paru bien préférable à l'admission d'une hypothèse, qui eût accru vainement le nombre de toutes celles que l'imagination a tour à tour créées et détruites, pour rendre raison de l'apparition des grandes épidémies.

Cependant, quoique ce principe nous ait été inconnu, il a été possible d'en suivre et d'en apprécier l'action sur l'économie humaine qu'il a fortement modifiée. Les modifications que son influence a introduites dans notre système vivant, se sont manifestées par des effets sensibles ou phénomènes dont il a été aisé de reconnaître les caractères divers, et par suite, l'espèce et le nombre des affections ou éléments morbides d'où ils dérivaient comme de leur véritable source.

La description que nous avons donnée des symptômes de la Grippe, atteste que les effets de son principe épidémique ont offert des différences remarquables et relatives aux diverses altérations que l'organisme, en tant que vivant, en a éprouvées.

Abstraction faite des variétés dépendant de quelques circonstances particulières, et notamment des conditions individuelles des malades, les symptômes de la Grippe peuvent être distribués en deux ordres principaux, d'après l'analogie ou la dissemblance de leurs caractères distinctifs.

I. Le premier ordre comprend tous les phénomènes qui spécifient les maladies dites *catarrhales*. A cet ordre se rapportent : l'invasion de la maladie aux heures du soir ; une fièvre continue-rémittente, dont les exacerbations avaient lieu tous les jours aux approches de la nuit ; des frissons vagues et irréguliers, alternant avec des bouffées d'une chaleur douce, et qui ne portait pas, sur l'extrémité des doigts explorateurs, cette sensation cuisante que Galien comparait à l'impression de la fumée sur les yeux ; des lassitudes et des douleurs errantes dans tous les membres ; de la pesanteur de tête ; une irritation des membranes muqueuses des parties supérieures, qu'indiquaient une douleur avec sentiment de tension au front et à la racine du nez, la rougeur et le larmoiement des yeux, des éternuements fréquents ; le coryza , avec écoulement par le nez d'une matière séreuse et àcre , et ensuite épaisse et dépourvue d'àcreté ; l'enrouement ; la douleur à la gorge ; la toux, et autres symptômes qui ont été exposés dans le plus grand détail, à l'*Art. IV.*

Ces phénomènes appartiennent à cette espèce d'affection connue depuis long-temps sous le nom d'*Affection catarrhale,* dont ils sont la manifestation. Sa nature ne nous est pas plus connue que celle de la plupart des autres états morbides , et nous sommes obligé de dire encore avec Plenciz (1) : *Materiæ catarrhalis nomen quidem, sed naturam non nosco.*

Cependant, en avouant notre ignorance à ce sujet, nous ne pouvons, sans nous refuser à l'évidence des faits, ne pas reconnaître avec tous les Médecins cliniciens l'affection catarrhale comme un état ou élément morbide particulier, qui a des causes, des symptômes, un siége, une marche, des voies de solution et un traitement qui lui sont propres. Tous ces caractères se sont fortement dessinés dans l'épidémie actuelle. D'ailleurs, connaît-on autrement que par les phénomènes sous lesquels ils paraissent, l'état inflammatoire, l'état rhumatismal, l'état goutteux , et tous les autres ? Leur nature ne nous est-elle pas totalement cachée ?

L'affection catarrhale dépend d'une modification

(1) *Op. cit.*

indéterminée de tout le système vivant, qui a pour effets des phénomènes sensibles qui la spécifient d'une manière non équivoque (1).

Cette affection a une affinité spéciale avec les membranes muqueuses dans lesquelles elle établit son siége ordinaire, mais non exclusif; elle excite dans ces membranes un certain degré d'irritation avec un état de fluxion active (2), dont le résultat est une augmentation dans les sécrétions de ces parties. La matière séparée est alors non-seulement plus abondante, mais encore plus claire et plus ténue que dans l'état normal; elle devient àcre et corrosive, elle perd ensuite ces propriétés, et s'épaissit par le travail de la coction. Cette coction et les crises qui la suivent, sont favorisées par une fièvre qui paraît liée à la nature du catarrhe (3), a un caractère propre, et affecte le type continu-rémittent quotidien, avec des exacerbations vespertines. Cette

(1) « Les affections morbides diffèrent entre elles par » leur essence, puisqu'elles diffèrent par certains phéno-» mènes sensibles qui les manifestent. La distinction de ces » modes internes est l'objet le plus important de la méde-» cine clinique. » (Lordat, *De la perpét. de la médec.*, p. 190.)

(2) Grant regarde cette fluxion comme étant d'une espèce particulière; la matière en est àcre, ténue, et tenant, suivant lui, de la nature des dartres et de l'érysipèle. — *Voy.* tom. Ier, p. 221; tom. II, p. 342. — *Voy.* aussi Selle, *Rudimenta Pyretologiæ methodicæ*, p. 149.

(3) Grant, tom. IV, p. 366.

fièvre a été décrite par les auteurs sous les divers noms de *Fièvre catarrhale bénigne*, de *Fièvre lymphatique*, de *Fièvre rhumatique*, etc. Elle est un des actes synergiques de l'état catarrhal, puisqu'elle coopère à sa solution; elle est analogue à la fièvre qui s'allume dans le rhumatisme, dans la goutte, etc. Tant qu'elle ne s'écarte pas du caractère de simplicité coopérative, elle n'offre d'autres indications que celles qui rentrent dans les vues des méthodes naturelles de traitement (1); mais dans un grand nombre de circonstances, en s'éloignant de ce caractère, elle peut revêtir une nature différente et relative, soit aux circonstances générales sous l'influence desquelles elle s'est développée, soit aux conditions individuelles des malades; elle devient alors fièvre *concomitante* et essentielle, dont l'espèce doit être bien reconnue, si l'on veut parvenir aux vues d'une thérapeutique rationnelle et réellement utile, qui doit être dirigée d'après les principes des méthodes analytiques.

La marche de l'état catarrhal est aiguë, et ses voies de solution se font surtout par les sueurs.

L'état fluxionnaire est inhérent à l'affection catar-

---

(1) Notre École admet une division éminemment clinique des fièvres, en fièvres *symptomatiques*, fièvres *exanthématiques*, fièvres *synergiques* et fièvres *essentielles*. — *Voy.* l'excellent ouvrage du professeur Lordat (*Op. cit.*).

rhale; il en est un des attributs distinctifs, et c'est de lui que dérive le nom sous lequel elle est désignée. Cette disposition fluxionnaire étant, de sa nature, très-mobile, fait que l'élément catarrhal se déplace avec la plus grande facilité, et que bien que les membranes muqueuses en soient le siége le plus habituel, semblable à l'état rhumatique, il abandonne souvent les parties avec lesquelles il a une certaine affinité, se porte sur des organes différents, et détermine dans ceux-ci des maladies diverses plus ou moins graves, mais toujours en rapport avec la nature du principe qui les a produites primitivement.

L'apparition de l'affection catarrhale correspond le plus souvent aux grandes variations atmosphériques, et surtout à l'action des températures froides et humides. Cependant, si l'on réfléchit : 1° que la Grippe qui a été observée en 1831 se manifesta dans les mois d'août et de septembre, époque de l'année remarquable, dans nos climats, par une chaleur et une sécheresse excessives;

2° Que, tandis qu'à Paris et dans le nord de l'Europe, on accusait de la production de la Grippe de 1837, les intempéries de l'air froides et humides et l'absence totale des vents septentrionaux, on se croyait autorisé, à Montpellier et dans le midi, à attribuer la cause de cette maladie à la prédominance prolongée du froid, de la sécheresse et des vents du nord ; on est obligé d'adopter l'opinion de Gédéon Harvée (1), qui nie que l'impression du froid ou de l'humidité soit la seule cause des affections catarrhales.

On serait peut-être fondé à penser qu'il s'est formé dans l'atmosphère, par le concours de circonstances inappréciables, un principe indéterminé qui n'était pas en rapport avec les qualités sensibles de l'air ; que ce principe, origine de l'état épidémique actuel, a eu une action spéciale sur tout le système vivant, et a porté principalement son impression sur la peau, où il a excité vicieusement des mouvements de contraction spasmodique ; que de ces resserrements cutanés ont résulté nécessairement de grandes perturbations dans les fonctions perspiratoires, dont la matière, rejetée sur les membranes muqueuses internes, y a causé et entretenu cette série d'altérations et de désordres propres aux maladies catarrhales et liés à une lésion particulière de ces membranes et de leurs sécrétions.

On a voulu établir une parité parfaite entre l'état catarrhal et l'état inflammatoire, en sorte que *catarrhe* et *inflammation* seraient synonymes. Il est certain qu'il y a quelques rapports d'analogie entre

(1) Ged. Harvei, *Ars curandi morbos cum expectatione.*

ces deux états morbides , mais il existe aussi entre
eux des différences notables qui les séparent, et en
font deux genres d'affections morbides bien distincts.

Si l'activité du mouvement fluxionnaire , l'intensité de la réaction fébrile , l'acuité de la marche,
la susceptibilité de se prêter aux actes de la coction
et des crises , sont autant de circonstances qui semblent les rapprocher et les confondre , ils se distin-
guent par la diversité des causes qui les produisent,
par l'espèce de la matière de la fluxion , par le
caractère de fixité ou d'ambulance de celle-ci, par
la diversité du type de la fièvre, par la différence
des voies de solution et des évacuations critiques , et
surtout par les moyens ou agents thérapeutiques,
que l'expérience a prouvé , dans l'épidémie actuelle,
ne pouvoir être choisis indifféremment dans la même
classe.

On peut ajouter qu'il n'y a pas plus de parité
entre l'état catarrhal et l'état inflammatoire, qu'il
n'y en a entre ce dernier et l'état rhumatismal , bien
que celui-ci ait, dans son état aigu , beaucoup de
points de contact avec l'inflammation. Il y a dans
l'état catarrhal , comme dans l'état rhumatismal,
indépendamment de la différence des tissus affectés, à laquelle seule l'on croit , sans fondement,
devoir attribuer la modification de l'inflammation
catarrhale et rhumatismale , il y a quelque chose de
spécial qui fait de ces deux états morbides un genre

à part, qu'on ne saurait confondre avec les véritables inflammations. On doit reconnaître, néanmoins, que, dans certains cas, qui se trouvent en rapport avec un concours de circonstances générales et de conditions individuelles dont l'analyse clinique fait apprécier toute l'influence, la fluxion, soit rhumatismale, soit catarrhale, peut s'accompagner de tous les caractères de l'inflammation, en revêtir la nature et en présenter toutes les indications thérapeutiques.

Grimaud a confondu les affections catarrhales et les affections muqueuses ; mais son dernier éditeur, Demorcy - Delettre, a démontré, de la manière la plus évidente, les grandes différences qu'il y a entre ces deux ordres de maladies, qui n'ont entre elles d'autre affinité que le siége qu'elles occupent le plus communément (1).

II. On ne saurait douter que le principe épidémique de la Grippe n'ait porté une action directe et profonde sur le système nerveux et sur ses forces. De cette action est résulté cet ordre de phénomènes remarquables qui établissent l'existence de l'un des éléments de cette maladie, l'affection nerveuse. On doit même regarder celle-ci comme le caractère le plus distinctif de cette épidémie, et celui qui l'a

(1) Cours de fièvres, seconde édition, publiée par J.-B.-E. Demorcy-Delettre, t. IV.

séparée de toutes les maladies catarrhales ordinaires ou sporadiques. Quelle que soit, du reste, l'analogie de la Grippe et du Catarrhe, chacun de ces états maladifs possède un caractère propre et radical qui suffit pour empêcher de les confondre, et c'est dans l'affection nerveuse qu'on trouve la cause de cette séparation.

Une céphalalgie très-intense; un sentiment d'inquiétude et d'angoisse générales; des douleurs vives dans tout le corps, une grande prostration des forces, la difficulté ou l'impossibilité de se mouvoir; une altération profonde et particulière des traits de la face; le caractère spasmodique de la toux, qui revenait par accès comme convulsifs; un sentiment de constriction douloureuse de la cavité thoracique; et après la maladie, une faiblesse générale, avec une espèce de mélancolie et d'abattement moral que l'on ne pouvait s'expliquer : tous ces phénomènes n'annoncent-ils pas une lésion du système nerveux?

Il importe d'y joindre, comme un autre indice de cette lésion, dans les pays où l'on a pu se livrer aux recherches anatomo-pathologiques, l'absence, après la mort, d'altérations organiques appréciables qui pussent rendre raison de la gravité des symptômes et spécialement de l'intensité alarmante et funeste de la dyspnée.

Il convient de remarquer que l'état nerveux,

comme l'état catarrhal, donnait lieu à des manifestations pathologiques différentes, suivant qu'il intéressait toute la constitution ou qu'il se fixait sur tel ou tel organe en particulier. Dans le premier cas, on observait tous les effets d'une affection nerveuse générale; dans le second, il se produisait des désordres fonctionnels nerveux, en rapport avec la partie spécialement affectée. C'est ainsi que l'on a vu une espèce d'asthme aigu convulsif ou de catarrhe suffocant se manifester, lorsque l'état nerveux s'est localisé sur les poumons et le diaphragme; et des symptômes cholériques, quand cette direction s'est effectuée du côté des viscères épigastriques et abdominaux. Ces formes diverses de la Grippe ont été soigneusement notées (*Art. IV*).

Il eût été difficile d'assigner avec précision, dans tous les cas de cette épidémie, l'ordre de développement des deux éléments principaux qui entraient dans sa constitution. On ne pouvait pas toujours déterminer laquelle de ces deux affections élémentaires était primitive ou secondaire. Il est certain que tout l'organisme vivant a été fortement modifié par le principe épidémique ; mais il l'est aussi que son action s'est dirigée ensuite sur les nerfs et sur les membranes muqueuses, qui en ont ressenti et exprimé plus particulièrement tous les effets d'une manière simultanée ou successive.

Mais, quel qu'ait été l'ordre suivant lequel s'est opérée l'affection de ces deux systèmes d'organes, une détermination plus importante, puisqu'elle devait conduire à celle des indications thérapeutiques, a été celle du degré de prédominance relative de chacun des deux éléments morbides, et de leur influence réciproque, dès que la maladie s'est déclarée et établie. Ainsi, l'on a vu chez les personnes du sexe, chez celles qui étaient douées d'une sensibilité et d'une mobilité excessives, chez les enfants, etc., l'état nerveux général ou local s'élever à un haut degré d'intensité, et tenir sous sa dépendance tous les phénomènes de la maladie.

Rœderer et Wagler ont remarqué, avec beaucoup de raison, que les variétés d'une même espèce de maladies sont quelquefois telles, par la diversité des causes externes, des vicissitudes atmosphériques, ou de la disposition des sujets, qu'elle revêt non-seulement des formes différentes, mais encore qu'elle affecte ceux-ci d'une manière et ceux-là d'une autre (1). La Grippe, bien que constituée essentiellement de deux affections morbifiques principales, qui la spécifient, a présenté aussi des modifications parmi

(1) *Tanta verò unius ejusdem morbi, pro diversitate causarum externarum, temporum et subjectorum, interdùm est varietas quâ non ipse solùm diversas facies induit, sed variè varios afficit.* (De Morbo mucoso.)

lesquelles nous n'avons pas négligé de faire apercevoir celle qui a été relative aux constitutions fortes, aux tempéraments sanguins et à l'âge de la jeunesse (*Art. IV*). Ces conditions ont imprimé à l'épidémie une variété d'autant plus notable, qu'il a été nécessaire d'en tenir compte dans le traitement. Cette variété a été caractérisée par tous les symptômes d'un état inflammatoire avec congestion sanguine du côté du cerveau. Cet état ne doit pas, cependant, être regardé comme inhérent à la nature de la Grippe, ou comme un de ses éléments essentiels, mais plutôt comme un accident relatif aux dispositions individuelles dont nous venons de parler.

Nous avons dit que, sur la fin de l'épidémie, la maladie s'était fixée sur le parenchyme pulmonaire, et avait causé une espèce de pneumonie, dont la nature était restée en rapport avec celle des effets du principe épidémique.

Fouquet avait observé que, dans nos climats et sous l'influence de certaines conditions, l'affection catarrhale pouvait dégénérer, se compliquer de l'état nerveux ou malin, porter sur les poumons, et déterminer une espèce de pneumonie qu'il appelle *cacoethes*, d'après Baillou.

Cette espèce de fluxion de poitrine a été tantôt primitive, et le résultat direct de l'impression du principe épidémique ; tantôt consécutive, et le pro-

duit d'un vice dans la méthode de traitement et de
l'abus des émissions sanguines (1). Elle avait pour
caractère l'abattement extrême des forces, bientôt
suivi de tous les symptômes de l'ataxie. J'ai été
témoin de quelques cas devenus funestes par l'im-
péritie de certains officiers de santé, qui, n'ayant
pas la sagacité nécessaire pour distinguer la *résolution* de l'*oppression* des forces, distinction si importante à faire en médecine clinique, ont cru n'avoir
à combattre qu'une faiblesse apparente, dépendant
de l'inflammation des poumons, et ont pratiqué
plusieurs émissions sanguines, lors même que les
forces ne s'étaient pas relevées après la première
saignée. Il survenait un engouement subit des poumons, bientôt suivi d'une grande suffocation et de
la mort; ou bien, il se déclarait tous les symptômes
de l'état ataxique ou malin.

(1) En parlant de ces espèces de pneumonies catarrhales, Fouquet dit (*op. cit.*) : « J'ai eu de fréquentes
« occasions de me convaincre de l'issue funeste de ces
« maladies dans les premières années de mes études à
« l'hospice Saint-Eloi, où il m'était permis d'ouvrir quel-
« ques cadavres, et où l'on avait pour médecin un autre
« *Botal,* qui faisait saigner jusqu'au blanc, dans toutes ces
« affections catarrhales vulgairement appelées *Fluxions de
« poitrine.* »

En résumant les faits généraux auxquels nous nous sommes élevé par l'analyse des phénomènes que la Grippe a offerts dans son développement et dans toutes les phases de son cours, nous sommes conduit aux conclusions suivantes sur la pathogénie de cette maladie et sur sa théorie pratique la plus probable.

1° Il s'est formé dans une très-grande étendue de notre atmosphère, par le concours de circonstances inappréciables, un principe indéterminé qui a été l'origine de l'état épidémique.

2° Ce principe a agi sur toute notre économie qu'il a fortement modifiée ; mais son action, bien qu'intéressant toute la constitution , s'est dirigée ensuite d'une manière spéciale sur le système nerveux avec lequel il a paru avoir une affinité particulière.

3° De cette action, il est résulté des lésions de la sensibilité et de la mobilité, dont les premiers effets ont été ressentis par le système cutané, où il est survenu une excitation vicieuse de la force de contraction et un état spasmodique.

4° Ce dernier, le spasme cutané, n'a pu s'établir, sans amener de grandes perturbations dans la transpiration, dont la matière, rejetée sur les membranes

muqueuses internes, unies par les plus étroites sympathies avec la peau , y a causé et entretenu la série
d'altérations et de désordres propres aux maladies
catarrhales.

5° Déterminés primitivement par une affection
nerveuse, ces désordres n'ont pas cessé d'être liés à
celle-ci ; ce qui explique la combinaison des phénomènes principaux de la Grippe et l'association
constante de ses deux éléments constitutifs, l'état
nerveux et l'état catarrhal.

6° Enfin , si l'on voulait désigner la Grippe de
1837 par une dénomination qui en exprimât la
nature , on devrait l'appeler *Epidémie nervoso-catarrhale de* 1837.

ARTICLE VI.

Traitement de la Grippe.

Les indications d'après lesquelles le traitement de la Grippe a été dirigé, ont dû nécessairement varier. Il a fallu les mettre en rapport :

1° Avec l'espèce et le nombre des affections morbides qui sont entrées dans la constitution de sa cause immédiate et essentielle ;

2° Avec le degré de prédominance et d'intensité respectives de chacune de ces affections élémentaires ;

3° Avec les formes différentes qu'elle a revêtues, relativement à son siége et à ses périodes ;

4° Avec les modifications qu'elle a reçues de l'influence variée des conditions d'âge, de sexe, de tempérament, d'habitudes et de dispositions morbifiques des individus qui en ont été atteints ;

5° Avec les mouvements naturels ou les déterminations spontanées de l'organisme, en tant que vivant, qui tendaient à amener la résolution de la maladie ;

6° Enfin, avec ses voies de solution (1).

(1) Vallesius dit qu'il n'existe pas deux maladies de la même espèce et auxquelles on puisse appliquer le même traitement, parce qu'elles varient dans les divers sujets et

L'exposition des méthodes thérapeutiques propres à embrasser toutes ces indications et des moyens capables de les remplir, ne saurait être faite avec quelque précision qu'en les rapportant aux trois ordres de méthodes, déterminés d'une manière aussi philosophique que clinique par Barthez (1).

Nous admettrons donc, pour la classification des procédés de l'art qui ont été employés dans la curation de la Grippe, des méthodes de traitement naturelles, analytiques et empiriques.

I. MÉTHODES NATURELLES.

Νοῦσεῶν φύσις ἰητὴρ, la nature est le médecin des maladies : ce dogme sacré, proclamé par le divin Vieillard, a été sanctionné par l'expérience de tous les siècles. Ce principe, dont les naturistes ont sans doute exagéré les applications, ramené aux résultats de l'observation la plus rigoureuse, est le fondement inébranlable de tous nos pronostics en médecine et la règle invariable de notre conduite

dans les différentes circonstances, ainsi que dans les divers temps où elles se manifestent. (*Methodus medendi, lib.* III, *cap.* 7.)

(1) *Nova doctrina de functionibus naturæ humanæ;* Traité des maladies goutteuses.

dans la cure des maladies, lorsque celle-ci dépend de la combinaison des ressources de la nature avec les secours de l'art. Il est donc la base de nos méthodes naturelles de traitement.

Ces méthodes, qui ont pour but de préparer, de faciliter et de fortifier les mouvements spontanés par lesquels la force vitale tend à opérer la solution des maladies, ont trouvé de fréquentes applications dans le traitement de notre épidémie. L'on a, en effet, souvent reconnu dans son cours la nécessité de diriger la succession de certains actes morbides, de manière à amener la terminaison dont l'expérience avait déjà constaté les succès dans le plus grand nombre de cas analogues. Comme dans la plupart des maladies aiguës, on n'a pu méconnaître dans la Grippe une série d'efforts naturels, qui avaient pour objet la destruction de la maladie.

La Grippe, qui, ainsi que nous l'avons démontré, doit être classée parmi les maladies affectives, a présenté :

1° Une affection de toute la constitution ;

2° Les symptômes qui en étaient les effets ou la manifestation.

Or, l'on a observé, parmi ces derniers, des symptômes qui avaient une tendance utile, qui coopéraient à la résolution de l'affection épidémique, et qu'il importait de respecter et d'aider. Ces symptômes sont devenus la source des indications des méthodes naturelles de traitement.

Au premier rang de ces efforts salutaires on doit placer la fièvre. Elle a été, dans cette épidémie, un acte synergique qui a singulièrement contribué à son issue favorable : de là, l'indication d'en favoriser les mouvements et de les maintenir dans un degré moyen d'activité. Ainsi, bien que cette fièvre marchât à la manière des fièvres continues rémittentes, et qu'elle éprouvât des exacerbations vespertines assez régulières, il n'est venu dans la pensée d'aucun médecin sage de la traiter comme une fièvre essentielle et susceptible de céder à l'usage de l'anti-périodique. On l'a considérée, au contraire, comme un des moyens dont le système vivant se servait pour opérer la résolution de la maladie.

Le repos, le séjour dans le lit, la précaution de s'y tenir plus couvert et plus chaudement qu'à l'ordinaire, la privation d'aliments solides, une diète légère, l'usage des boissons émollientes tièdes, ont suffi le plus souvent pour maintenir les mouvements fébriles dans un degré modéré d'activité, si convenable aux bons effets qu'on en attendait.

Dans les cas où la fièvre dépassait les bornes d'une réaction mesurée et qu'elle devenait très-intense, on avait recours à l'abstinence la plus complète, ou à une diète très-tenue, aux tisanes

tempérantes et rafraîchissantes auxquelles on ajou-
tait de petites doses de nitrate de potasse, et enfin
aux émissions sanguines, si les malades étaient à
la fleur de l'âge et doués d'un tempérament sanguin
et d'une forte constitution.

Il ne faut pas croire que les méthodes naturelles
consistent, ainsi que l'ont prétendu certains systé-
matiques, depuis Asclépiade jusqu'à Broussais (1),

(1) Asclépiade, rejetant toute idée de mouvement auto-
cratique de la nature dans les maladies, se moquait de la
doctrine d'Hippocrate sur la coction, sur les crises et sur
les évacuations critiques; la patience du médecin qui
observe les efforts de la nature, pour les suivre, les aider
ou suppléer à leur impuissance, lui paraissait absolument
ridicule; enfin, il appelait la médecine d'Hippocrate une
méditation sur la mort.

Les railleries de Broussais sont une répétition de celles
du médecin de Pruse, ainsi qu'on peut s'en assurer par
la lecture de l'interprétation que le professeur de Paris
donne de quelques préceptes éminemment cliniques, et
entre autres de celui-ci : *Quò natura vergit, eò ducendum*
(Examen des doctrines, pag. 367).

L'expérience de tous les temps a constaté l'activité de
la puissance vitale dans le cours des maladies aiguës, et
même dans celui de quelques maladies chroniques.

Lorsqu'une cause de maladie existe, lorsqu'il s'est opéré
des changements dans l'état normal du corps vivant, l'on
voit s'établir des actes secondaires dont le résultat est
souvent la destruction de la cause morbifique primitive.
Quelle que soit l'explication que l'on puisse donner de
cette activité, son existence est certaine, et il importe

dans une expectation inactive et bénévole que le
médecin doit garder, quels que soient les symptômes
de la maladie.

Respecter et seconder les mouvements vitaux,
lorsqu'on prévoit qu'ils suffiront aux résultats dont
on a déjà vérifié l'efficacité dans des cas analogues;
exciter ou hâter ces mouvements, lorsqu'ils man-
quent d'activité ou qu'ils se ralentissent; enfin,
tempérer leur ardeur ou retarder leurs progrès,
s'ils pèchent par trop de vivacité ou par une succession trop rapide : tel est l'esprit des méthodes
naturelles. C'est d'après ces vues qu'on a eu recours
aux émissions sanguines dans le traitement de la
Grippe, sans jamais perdre de vue toutefois que,
si la saignée pouvait y être accidentellement indi-
quée, elle était formellement contre-indiquée par
la nature même de la cause essentielle de l'épidémie.
Ce moyen n'a donc été employé que pour modérer
la violence de la fièvre, et pour s'opposer aux fluxions
et aux congestions sanguines qu'elle aurait pu
amener sur des viscères importants, mais non pour
la combattre d'une manière directe; car on savait

d'en étudier les effets et d'en déterminer les lois, afin
d'en tirer le meilleur parti en thérapeutique.

*Quemadmodùm enim medicando rectè fit, sic etiàm medi-
cando peccatur,* dit un des plus grands médecins du siècle
dernier, Stoll.

qu'elle n'appartenait pas à la classe des fièvres inflammatoires. On tirait 250 à 300 gram. de sang (8 à 10 onces), et l'on revenait rarement à l'ouverture de la veine. L'application des sangsues a eu lieu pour satisfaire aux mêmes intentions curatives, ou pour évacuer une congestion sanguine qu'on n'avait pu prévenir, et dont l'existence se serait opposée au libre développement des efforts salutaires de la nature, en déterminant une concentration vicieuse des forces sur l'organe congestionné.

La fièvre, ainsi dirigée par les procédés de l'art, arrivait à sa solution naturelle, et se terminait par ce mouvement d'expansion et de raréfaction qui est le résultat le plus avantageux de toute réaction fébrile (1).

Ce mouvement avait deux effets : 1° la résolution de l'état spasmodique du système cutané, ainsi que de l'affection nerveuse générale, que nous avons regardée comme l'un des éléments essentiels et caractéristiques de la Grippe (2); 2° l'éruption d'une sueur abondante, qui, en rétablissant l'exercice de la fonction principale supprimée dans cette maladie, devait nécessairement enlever l'autre de ses éléments constitutifs, l'état catarrhal.

Dans les cas les plus nombreux, lorsque l'épi-

---

(1) *Omni febri est utilissima rarefactio et relaxatio.* Galen,
(2) *Febris spasmum solvit.* Hipp.

démie se présentait sous la forme d'une fièvre catarrhale éphémère simple ou prolongée, ou même d'une synoque, on la voyait se terminer aux 2e, 3e, 4e, ou 7e jours, par des sueurs générales et copieuses.

Les mouvements d'expansion fébrile et les sueurs qui les suivaient, devenaient alors de nouvelles sources d'indications des méthodes naturelles. Il s'agissait de favoriser et de soutenir cette tendance des efforts médicateurs qu'il eût été dangereux de méconnaître. Combien de malades n'ont-ils pas éprouvé les suites les plus fâcheuses, des moyens ou des imprudences qui ont eu pour effet de contrarier ou d'arrêter cette solution spontanée !

Les sueurs, pour être avantageuses et critiques, devaient être chaudes et abondantes, couler de toutes les parties du corps, et apporter du soulagement.

La constipation, la rareté ou la suppression des urines, un relâchement ou une détente bien marquée de la peau, la rougeur et la chaleur douce de celleci, la souplesse et la mollesse des artères dans lesquelles le sang semblait couler par longues ondulations (*pulsus undosus*): tels étaient les signes qui indiquaient des sueurs utiles.

Les sueurs partielles, celles qui n'étaient pas annoncées par ces indices, n'étaient nullement avan-

tageuses. Elles se présentaient à la fin des exacerbations ; elles n'étaient suivies d'aucun soulagement,
et si elles n'étaient précédées ni accompagnées
d'aucun des signes précités, il fallait bien se garder
de les favoriser ; les moyens qu'on eût employés
alors auraient ajouté à l'irritation de tout le système, dont les forces étaient peu disposées à affecter
une tendance vers cette voie de solution.

Les premières, au contraire, devaient être non-
seulement respectées, mais encore excitées et sou-
tenues par l'usage des boissons chaudes et diaphorétiques, telles que les infusions de fleurs de tilleul,
de sureau, et autres analogues, bien préférables
aux sudorifiques proprement dits, dont l'action trop
excitante aurait pu être nuisible, surtout si le resser-
rement du pouls avait indiqué un reste d'irritation.

Nous avons dit que lorsque la maladie se pro-
longeait, une diarrhée critique fournissait une
autre voie de solution. Cette tendance de la Grippe
à se juger par les selles devait être aidée par l'usage
de lavements émollients ou rendus laxatifs par l'addition de la casse, des follicules de séné, etc., et
même par de légers eccoprotiques.

Cette voie de solution était un acte succédané du
mouvement critique qui s'opérait le plus communément par la peau. C'était, comme l'observe très-
judicieusement l'auteur du traité du typhus conta-

E

gieux, une véritable transpiration par la membrane muqueuse intestinale, dont les étroites sympathies avec la peau établissent si bien la solidarité fonctionnelle de l'un et de l'autre de ces deux systèmes organiques (1).

Les hémorrhagies par les narines ont jugé, chez les individus jeunes, vigoureux et bien constitués, les congestions sanguines de la tête. Ces évacuations spontanées ne devaient point être supprimées, et il fallait même quelquefois les rendre plus complètes par l'application des sangsues. L'anticipation ou l'augmentation du flux menstruel, chez les personnes du sexe, a également offert une solution critique qu'il importait de respecter; tandis que le retard ou la diminution des mois a été souvent traitée avec succès par l'application des sangsues au haut des cuisses, comme moyen propre à provoquer ou à compléter une menstruation tardive ou insuffisante.

Chez les adultes ou les individus d'un âge plus avancé, sujets au flux hémorrhoïdal, cet écoulement sanguin a été très-avantageux; il a présenté des indications analogues aux précédentes, et toujours relatives aux méthodes naturelles de traitement.

(1) « Les intestins transpirent, pour ainsi dire, aussi souvent que l'organe cutané. » Hildenbrand, *du typhus contagieux*, *p.* 80.

II. MÉTHODES ANALYTIQUES.

Ces méthodes sont celles où, après avoir décomposé une maladie, et l'avoir ramenée aux affections essentielles dont elle est le produit, ou aux maladies plus simples qui s'y associent, on attaque directement ces éléments par des moyens propres à chacun d'eux, et mis en rapport avec leur degré de force et d'influence.

Il arrive souvent que les symptômes d'une maladie, acquérant une intensité excessive, cessent d'être en proportion avec l'affection dont ils dérivent comme de leur cause, et ne peuvent plus céder aux moyens dirigés contre celle-ci. Ces symptômes constituent alors un véritable élément pathologique, et deviennent une source d'indications thérapeutiques, qu'il est essentiel de remplir d'une manière simultanée ou successive, suivant leur degré d'importance. Le traitement des symptômes rentre donc aussi dans les méthodes analytiques.

Nous avons reconnu, en distribuant et en classant les phénomènes qui se sont développés dans le cours de notre épidémie, deux affections essentielles qui en représentent la véritable nature ; ces deux affections sont l'état catarrhal et l'état nerveux.

Nous avons fait voir comment l'art venait en aide

à la nature, lorsque celle-ci paraissait disposée à amener la résolution de ces éléments morbifiques; mais, en l'absence de toute tendance spontanée, il était indispensable de recourir aux procédés des méthodes analytiques, et d'attaquer les éléments de la maladie, soit simultanément, soit successivement, selon leur part d'influence dans la composition des cas individuels.

Quand l'affection catarrhale prédominait, il s'agissait de diriger les mouvements du centre à la circonférence, en provoquant des sueurs dont l'expérience avait démontré l'efficacité : c'est dans ce but que l'on a employé l'émétique. L'indication de ce remède se tirait moins d'une complication bilieuse qui existait rarement, que de la nécessité d'imprimer à tout le système une perturbation dont les résultats immédiats étaient un relâchement général et la résolution de la constriction spasmodique de la peau.

Quelquefois, afin d'assurer les bons effets de l'émétique et d'en prévenir tous les inconvénients, on le faisait précéder de la saignée, dont l'action relâchante, anti-spasmodique et diaphorétique, a été constatée depuis long-temps.

Sous l'influence de la combinaison de ces deux moyens mis en usage au début ou dans les premiers jours de la Grippe, les malades se rétablissaient d'une manière aussi prompte que complète. Cette combinaison s'est montrée surtout utile chez les militaires ; leur âge, leur constitution et leur manière de vivre en ont singulièrement favorisé les effets. C'est aussi chez eux que l'on a observé des symptômes inflammatoires, qui, bien qu'étrangers à la nature de l'épidémie, sont devenus quelquefois l'objet d'indications essentielles à remplir.

Dans les cas où cette association thérapeutique n'avait aucune efficacité, ou qu'elle était contre-indiquée par les conditions individuelles des sujets, on avait recours aux diaphorétiques ; mais comme la maladie n'avait aucune tendance à se juger par les sueurs, il fallait assurer l'action, d'ailleurs souvent incertaine, de ces remèdes internes, par des applications sur la peau, destinées à y appeler les mouvements de fluxion, sans jamais perdre de vue que, l'état nerveux étant souvent l'affection prédominante, les attractifs doux devaient être préférés aux attractifs irritants : de-là, l'indication des fomentations chaudes et émollientes appliquées sur l'abdomen, des cataplasmes de farine de graines de lin dont on enveloppait les pieds, et d'autres moyens analogues, qui, plus tard, lorsque l'éréthisme nerveux était calmé et que la faiblesse avait succédé à l'irritation, étaient avantageusement remplacés par des frictions sèches, des cataplasmes sinapisés, et même des sinapismes promenés sur diverses parties du corps.

L'état nerveux, caractère essentiel et distinctif de notre épidémie , présentait des indications sur lesquelles nous aurons plus d'une occasion de revenir. Il a été combattu avec succès, non-seulement par les moyens relâchants et anti-spasmodiques, mais encore par les opiacés, et notamment par la poudre de Dower, dans laquelle l'opium est associé à l'ipécacuanha, au nitrate de potasse et au sulfate de potasse. Ce remède avait le double effet de calmer l'éréthisme nerveux et de provoquer les sueurs.

Ces vues du traitement analytique ont été suivies, lorsque la Grippe intéressait également toute la constitution ; mais, dans les cas où le principe épidémique attaquait spécialement un organe ou un système d'organes , il en résultait des désordres fonctionnels, dont l'espèce , bien que sous la dépendance d'une même affection générale et indiquant des méthodes curatives identiques , mettait dans l'obligation d'apporter à ces dernières des modifications relatives à la diversité et à la gravité des symptômes locaux. Il importait alors de déterminer les rapports que ceux-ci entretenaient avec l'état morbide de tout le système. S'il y avait rapport harmonique entre les phénomènes locaux et les phénomènes généraux, en sorte que les premiers fussent entièrement sous la dépendance des autres, ils cédaient au traitement dirigé contre l'affection principale ; lorsqu'au contraire, les désordres fonctionnels acquéraient assez d'intensité pour faire craindre une altération plus ou moins profonde de l'organe affecté, ils devenaient un état pathologique essentiel et constituaient un véritable élément dont les indications particulières devaient être remplies concurremment avec celles de la cause prochaine de la Grippe.

Nous allons examiner successivement les formes qu'a revêtues l'épidémie, ainsi que les symptômes dont la gravité a dû attirer l'attention du médecin.

Le mal à la gorge, qui était un des symptômes pathognomoniques de la Grippe, s'élevait souvent à un degré d'intensité tel, qu'il prenait tous les caractères d'une espèce d'angine résultant de la fixation de la cause morbifique sur les amygdales et le pharynx. Le malade placé au N° 12 de la salle Saint-Lazare a offert un exemple remarquable de cette localisation.

Dans ces circonstances, on a employé avec succès la saignée suivie de l'émétique. Le tartrate de potasse et d'antimoine, auquel on a donné la préférence, a eu constamment une action résolutive aussi prompte qu'efficace.

Dans les cas moins graves et lorsque la fluxion paraissait peu étendue, on s'est borné tantôt à une application de sangsues à la partie antérieure et supérieure du cou, tantôt à l'émétique; mais quelquefois on a dû employer la combinaison de l'un et de l'autre; et lorsqu'après leur administration, la résolution ne s'était pas complétement opérée, on avait recours aux attractifs résolutifs portés sur le tube intestinal, et l'on obtenait les meilleurs effets de la décoction de chiendent aiguisée par le tartrate de potasse et d'antimoine, *fractâ dosi,* et des lavements préparés avec une décoction de séné.

Enfin, un vésicatoire appliqué sur la partie antérieure du cou a terminé la cure, toutes les fois que l'angine avait résisté aux moyens précédemment indiqués.

Un catarrhe pulmonaire plus ou moins grave s'est déclaré, à la suite de la fixation du principe épidémique sur les organes de la respiration. Nous avons vu que c'était la forme qu'affectait le plus communément l'épidémie chez les personnes avancées en âge.

Ici se sont présentées trois indications principales à remplir, indépendamment de celles qui se rapportaient aux deux affections essentielles et constituantes de l'épidémie : 1° combattre l'état fluxionnaire ; 2° résoudre l'engouement muqueux des bronches ; 3° favoriser l'élimination de la matière de cet engouement par l'expectoration.

L'état inflammatoire étant alors nul ou peu prononcé, on a cherché à atteindre ce triple but: 1° par l'application des sinapismes ou des vésicatoires faite successivement sur les extrémités inférieures et supérieures, et enfin sur la poitrine, à titre de moyens révulsifs, dérivatifs ou évacuants, suivant la période de la fluxion et de la congestion ; 2° par l'usage successif à l'intérieur des infusions de fleurs pectorales et béchiques, de la décoction de feuilles de lierre terrestre, de la racine de polygala édulcorée avec le sirop de bourrache, de l'infusion d'ipécacuanha, de l'oxymel scillitique, des loochs kermétisés et d'autres remèdes analogues.

Cette localisation de l'affection épidémique sur les organes respiratoires a donné lieu, chez les enfants, à cause de leur susceptibilité nerveuse, à des accidents spasmodiques graves, simulant le catarrhe convulsif et suffocant.

Ces accidents ont été combattus avec succès par l'association des anti-spastiques émollients ou irritants, suivant la prédominance de l'éréthisme ou de l'atonie, et des anti-spasmodiques, tantôt sédatifs, tantôt diffusibles, et particulièrement de ceux de ces remèdes qui ont une action spéciale contre les névroses thoraciques.

La belladone, l'éther, le musc, l'assa-fœtida,
ont trouvé ici une application utile.

L'ipécacuanha administré à petites doses, en
provoquant des nausées et même des vomissements,
a eu aussi, au début de ces cas, un effet très-
avantageux pour dissiper l'état convulsif des organes
de la respiration, et pour les débarrasser de la
congestion des mucosités qui s'y sécrétaient d'une
manière vicieuse et excessive. Le kermès minéral
(sous-hydro-sulfate d'antimoine) a été employé
pour remplir des indications analogues, et pour
exciter et entretenir l'expectoration.

Le principe épidémique a porté quelquefois sur
tous les muscles intercostaux externes et internes,
y a déterminé une douleur très-vive avec sentiment
de constriction et de suffocation imminente. Cette
pleurodynie a été souvent dissipée par l'application
sur la poitrine d'un très-large cataplasme émollient
et laudanisé, d'une température aussi chaude qu'on
a pu la supporter.

Lorsque la Grippe étendait son action de la membrane bronchique au parenchyme pulmonaire, il se
déclarait des fluxions de poitrine qui participaient
moins de l'état inflammatoire que de l'affection nerveuse, et dont le traitement offrait un problème
thérapeutique des plus difficiles. Il fallait, en effet,

pour établir les véritables indications curatives de cette maladie compliquée, déterminer les rapports réciproques de l'affection générale et de l'état local. Il convenait de proportionner les moyens indiqués par l'un et par l'autre à leurs degrés respectifs de prédominance ; et l'on devait en surveiller les effets, de manière à ne pas risquer d'ajouter à l'irritation locale en combattant l'état nerveux général, et de ne pas aggraver celui-ci en insistant trop long-temps sur les anti-phlogistiques. Ces derniers, la saignée surtout, qui étaient indiqués dans la première période, devaient être employés avec ménagement et circonspection, et dans la seule intention de modérer l'activité de la réaction et de calmer l'irritation locale. La saignée devait être peu abondante et rarement réitérée ; quelquefois même, dans la crainte d'occasionner cette débilité générale que nous avons dit survenir après des saignées copieuses, on se contentait de combattre l'irritation locale par l'application des sangsues ou des ventouses scarifiées. La saignée générale ou locale précédait ordinairement l'émétique. Nous avons déjà montré et cherché à expliquer les excellents effets de cette combinaison au début de la maladie.

Tel était le traitement de ces fluxions de poitrine dans la première période ; dans la seconde, l'état nerveux prédominant indiquait l'usage du camphre, du musc et des anti-spasmodiques analogues; dans la troisième période, il était indispensable de soutenir et de rétablir les forces par le vin , le quinquina et autres toniques qui ont la propriété de les restaurer directement.

On ne négligeait pas non plus de combattre l'état fluxionnaire par les attractifs, révulsifs et dérivatifs, choisis dans la classe tantôt des émollients, tantôt des irritants, suivant que l'éréthisme ou la faiblesse prévalait.

Enfin, on a retiré les plus grands avantages de l'application des vésicatoires dirigée d'après les préceptes du traitement méthodique des fluxions. La vésication sur le lieu affecté a singulièrement concouru à accomplir la résolution de l'inflammation locale.

Ces espèces de pneumonie se rapprochaient de celle que Pierre et Joseph Frank ont décrite sous le nom de pneumonie nerveuse ou maligne, et dont Schenk, Baillou, Baglivi, Eller, Sauvages, Huxham, Sarcone et Rush ont aussi tracé l'histoire et fixé les méthodes curatives (1).

(1) Joseph Frank a vu se développer, avec une fièvre nerveuse, des inflammations asthéniques, entre autres des péripneumonies, contre lesquelles il prescrivait l'écorce de quinquina, les racines de polygala et de sénéka, et le musc, en même temps qu'il faisait appliquer des cata-

Il importe d'avoir toujours présent à la mémoire que ces inflammations ne sont point franches, et qu'elles sont compliquées et même dépendantes de l'état nerveux ou malin, qui contre-indique impérieusement la méthode anti-phlogistique, telle qu'on l'emploie dans les véritables phlogoses.

Dans les cas où l'affection régnante a intéressé le tube intestinal, elle s'est présentée tantôt sous la forme de diarrhée, tantôt sous celle de dyssenterie. On a obtenu alors les meilleurs résultats de l'ipécacuanha à titre d'émétique. Cette racine était prescrite à la dose d'un gramme, divisé en quatre doses prises de cinq en cinq minutes. Ces doses réfractées, en prolongeant l'action nauséeuse et excitante du remède sur la partie supérieure du tube digestif, en assuraient de plus en plus l'effet antispastique révulsif, relativement à la fluxion fixée sur le gros intestin.

On calmait l'irritation intestinale par les boissons émollientes et par l'usage des demi-lavements préparés avec une décoction de graines de lin et

plasmes émollients, des fumigations d'eau tiède sur le siége de l'inflammation, dont il cherchait aussi quelquefois à modérer la violence par des émissions sanguines. (*Ratio instituti clinici Ticinensis. Viennæ*, 1797 — et *Acta instituti clinici Wilnensis. Lipsiæ*, 1808.)

quelques gouttes de laudanum, toutes les fois que cet état morbide avait une certaine intensité ; dans le cas contraire, on cherchait à favoriser le rétablissement des fonctions du système cutané, en portant les mouvements du centre à la circonférence, soit par quelques prises de la poudre de Dower, soit par des boissons diaphorétiques.

Nous avons fait observer que les personnes douées d'une extrême sensibilité avaient éprouvé, dès l'invasion de la maladie, des symptômes nerveux graves du côté de l'estomac; des vomissements accompagnés de douleurs vives, de déjections alvines fréquentes, de crampes aux extrémités inférieures, etc.'', se manifestaient alors. Ces accidents simulant le choléra étaient promptement dissipés par l'usage des préparations opiacées ; la Grippe se développait ensuite et parcourait sa marche ordinaire. Cependant, ces individus qui ont conçu l'épidémie relativement à la condition spéciale de leur constitution, ont offert l'un de ses éléments, l'état nerveux, à un degré de prédominance et d'intensité tel, qu'il a dû fixer la plupart des indications curatives que l'on a remplies constamment, pendant le cours de leur maladie, au moyen des tempérants, des émollients, des anti-spasmodiques et des calmants.

Quoique l'état inflammatoire n'entrât pas nécessairement dans la constitution de cette épidémie; on a vu, néanmoins, chez les individus jeunes, vigoureux et fortement constitués, tous les signes d'une disposition phlogistique avec congestion sanguine cérébrale. Lorsque cette affection ne se jugeait pas par des hémorrhagies spontanées, elle devenait l'objet des vues du traitement analytique, auxquelles on satisfaisait par des saignées générales et locales.

Le rhumatisme et la goutte, qui se sont développés, à l'occasion de l'épidémie, chez les personnes qui étaient sujettes à ces maladies, ont reçu le cachet de l'affection régnante, en ont offert les caractères et ont été traités par les mêmes moyens. Les diaphorétiques, les anti-spasmodiques, les anti-spastiques et les calmants ont été employés simultanément ou successivement, suivant la prédominance relative de l'état catarrhal, de l'état fluxionnaire ou de l'état nerveux. Un remède qui avait le triple avantage de s'adapter à ces indications et qui a été administré avec le plus grand succès, c'est la poudre de Dower, déjà mentionnée.

Il importe de faire remarquer, néanmoins, que l'état nerveux a prédominé dans les paroxysmes de rhumatisme ou de goutte, que les douleurs y ont

été très-vives, et qu'on a été dans l'obligation de
recourir le plus souvent aux moyens capables d'en
diminuer la vivacité.

Les méthodes de traitement symptomatiques dont
les médicastres ou les empiriques se contentent trop
souvent, ont trouvé parfois leur application dans la
cure de la Grippe, et ont eu de l'utilité, surtout
lorsqu'elles concouraient avec les déterminations
spontanées de la nature, pour résoudre la maladie.
On observait, en effet, dans le cours de cette dernière, des symptômes graves qui s'opposaient à son
libre développement et en contrariaient la marche
régulière. La destruction de ces symptômes rendait
les opérations naturelles plus faciles et plus sûres.

Les symptômes qui ont acquis assez d'intensité
pour fixer l'attention du médecin, portaient sur
divers organes, y établissaient une concentration
vicieuse des forces, ou les menaçaient d'une altération profonde. C'est ainsi que les individus jeunes
et vigoureux et les personnes douées d'une grande
sensibilité ont ressenti une violente céphalalgie.
Les uns présentaient en même temps tous les signes
d'une fluxion et d'une congestion de sang vers la
tête, et les autres ceux d'une fluxion nerveuse. Les
indications thérapeutiques ont nécessairement varié
et ont été adaptées à la diversité de ces circons-

tances. Dans le premier cas, les anti-spastiques ont été choisis parmi les moyens qui, indépendamment de leur effet révulsif ou dérivatif, agissaient sur la matière de la fluxion. Les émissions sanguines générales ou locales, suivant la période et l'étendue de la fluxion, ont succédé aux pédiluves chauds et émollients, à l'application des cataplasmes émollients aux pieds, toutes les fois que ces moyens n'avaient pas enlevé la céphalalgie et prévenu ses suites.

Dans le second cas, les attractifs révulsifs dont nous venons de parler ont le plus souvent suffi pour calmer le mal de tête. On a observé que, lorsque ce symptôme s'accompagnait d'éréthisme nerveux, il fallait bien se garder de rendre ces moyens irritants par l'addition de la moutarde, surtout dans les premiers temps de la maladie. Les cataplasmes ou les pédiluves sinapisés, les sinapismes, appliqués alors, déterminaient une irritation locale qui retentissait dans tout le système, et spécialement sur l'organe affecté dont elle aggravait les souffrances.

Les épispastiques irritants ou excitants ne convenaient que dans les périodes avancées de la maladie, ou chez les personnes d'une constitution lâche, et dans les cas de prédominance de faiblesse et d'atonie.

Quand l'éréthisme nerveux était très-prononcé,

F

les sédatifs et les calmants pouvaient seuls dissiper la céphalalgie.

Quoique la toux ait été un acte nécessaire à l'élimination de la matière catarrhale qui engouait les organes de la respiration, elle a eu quelquefois une fréquence et une vivacité qui ont indiqué des moyens propres à en diminuer l'intensité ; car, outre qu'elle ne pouvait alors servir utilement à l'expectoration dont elle dissipait la matière, avant qu'elle eût eu le temps de recevoir une élaboration convenable, elle imprimait aux poumons des secousses violentes qui déterminaient l'accroissement de l'irritation, activaient le mouvement fluxionnaire et pouvaient avoir des effets funestes, en provoquant l'altération de ces organes. Les diverses espèces de loochs, les tisanes pectorales édulcorées avec le sirop de maloët, la belladona, l'extrait de jusquiame, celui des têtes de coquelicot (*papaver rhœas*), en calmant la toux, enlevaient un obstacle qui se serait opposé à la résolution de la maladie résultant de la fixation de l'épidémie sur le système respiratoire.

III. MÉTHODES EMPIRIQUES.

Dans ces méthodes, on se propose de changer la maladie en entier, par des remèdes qu'indique le

raisonnement fondé sur l'expérience de leur efficacité dans des cas analogues. «Mais comme ces mé» thodes, ainsi que le dit Barthez, conviennent sur» tout aux maladies où l'on a lieu de craindre que
» les mouvements spontanés de la nature ne soient
» impuissants pour en opérer la guérison, et dans
» celles qu'on ne peut décomposer en des éléments
» bien déterminés, dont on puisse être assez sûr de
» remplir les indications », il en résulte que dans
notre épidémie, où ces circonstances se sont rarement présentées, on a rencontré bien moins d'occasions pour l'application de ces méthodes que pour
celle des méthodes naturelles et analytiques.

Les méthodes empiriques se divisent en trois
espèces, qui prennent le nom de *spécifiques, d'imitatrices* et de *perturbatrices.*

1° Les méthodes empiriques spécifiques, d'après
lesquelles on administre les remèdes dont l'expérience a fait connaître la vertu spécifique pour détruire certaines maladies, que l'on attaque directement par un moyen qui a eu de bons effets dans le
plus grand nombre de cas analogues, n'ont pu être
appliquées dans le traitement de notre épidémie;
car on ne possédait contre elle aucun remède spécifique, et il eût été peu philosophique d'aller à
la découverte d'un pareil secours.

2° Les méthodes imitatrices, qui tendent à déterminer la nature à des actes conformes à ceux par lesquels elle guérit souvent des maladies semblables, ont été employées dans la curation de la Grippe.

Dans les méthodes naturelles, on s'est proposé d'aider et de favoriser les efforts médicateurs de la nature ; mais alors on apercevait ou l'on prévoyait ces efforts que l'on facilitait. Dans les méthodes imitatrices, on cherchait à imiter les actes qui avaient amené la terminaison de la maladie, bien que l'on ne vît aucune tendance à une solution spontanée ou à l'établissement de ces efforts médicateurs. Ainsi, l'expérience ayant prouvé que l'épidémie s'était jugée souvent à la suite de sueurs abondantes et générales, d'évacuations alvines ou d'hémorrhagies, on a imité les procédés par lesquels cette solution heureuse s'est opérée.

L'administration des diaphorétiques, des émissions sanguines ou des purgatifs, a été faite quelquefois d'après les vues des méthodes de traitement imitatrices.

Il importe, néanmoins, de faire remarquer qu'administrés dans un but pareil, ces divers moyens ont eu une action bien moins sûre, que dans les circonstances où ils n'étaient destinés qu'à seconder des tendances naturelles aperçues ou prévues.

Les purgatifs ont été administrés avec succès dans la convalescence, d'après l'observation des bons effets des évacuations alvines survenues spontanément vers la fin de la maladie. Ils étaient surtout indiqués pour rétablir le bon état des fonctions digestives, dont les désordres étaient souvent l'effet d'une accumulation de matières saburrales muqueuses dans le tube intestinal.

3° C'est surtout contre les maladies chroniques qui ont été réfractaires aux traitements les plus rationnels, que l'on a recours aux méthodes perturbatrices, suivant lesquelles il s'agit d'exciter une secousse plus ou moins violente, dont le résultat est de substituer aux affections constitutives d'une maladie, d'autres affections fortes qui puissent détruire les premières. Cependant ces méthodes sont employées utilement dans les maladies aiguës ; et l'on a l'exemple de Galien, qui jugula une fièvre synoque par une saignée excessivement abondante. Quelques médecins ont imité Galien dans le traitement de la Grippe. Des saignées copieuses et réitérées ont été pratiquées ; mais ces tentatives hasardeuses n'ont eu du succès que chez les malades jeunes, vigoureux, bien constitués, doués d'un tempérament sanguin, et prédisposés à l'état inflammatoire que nous avons vu compliquer certains

cas. Mais , hors de ces circonstances, il fallait
s'abstenir des émissions de sang; et nous avons
déjà noté les suites funestes des saignées *coup sur
coup* (1), dans les fluxions de poitrine de la fin de
l'épidémie.

Les gens du peuple étaient en possession de
quelques moyens qui pourraient être mis au nombre des remèdes perturbateurs : tels étaient le vin
brûlé , les boissons alcooliques , etc. , qui ont eu
le grave inconvénient d'augmenter l'intensité de la
fièvre, ou de provoquer une affection inflammatoire.

Les sudorifiques et les échauffants, mis en usage
par quelques médecins, peuvent aussi être rappor-
tés aux méthodes perturbatrices. Mais il y a long-
temps que Sydenham s'est élevé contre les dangers
de l'emploi , dans le commencement des maladies

(1) Cette méthode des saignées *coup sur coup*, emprun-
tée à Sydenham , qui avait la prétention de faire la crise
des maladies aiguës par la lancette , ne saurait avoir de
bons effets que dans l'imminence des maladies inflammatoires, période pendant laquelle , en enlevant promptement
une grande quantité de sang et de forces , on met le système vivant dans l'impossibilité d'exprimer l'inflammation;
mais, dès que celle-ci est formée, l'art n'a d'autre pouvoir que celui d'en favoriser la résolution , en maintenant
l'énergie vitale dans un degré moyen d'activité.

aiguës , de ces moyens tant préconisés par Van-
Helmont, qui disait *qu'un médecin qui ne guérissait
pas une fièvre dans quatre jours par les sudorifiques,*
était indigne de son nom. L'Hippocrate anglais subs-
titua à la méthode incendiaire de son temps le traitement rafraîchissant et anti-phlogistique, dont on
n'a pas moins abusé que de la première : *In vitium
ducit culpæ fuga.*

Quoi qu'il en soit, les sudorifiques et les échauffants ont toujours aggravé l'état des malades dans
notre épidémie.

Des méthodes perturbatrices ressort la métasyn-
crise des anciens méthodistes ; elle en diffère, néanmoins, en ce qu'elle a pour but d'exciter des com-
motions moins fortes, mais suffisantes pour changer
la manière d'être actuelle des fonctions et des forces
vitales.

C'est à une action métasyncritique opérée dans tout
le système vivant et dans les organes de la respiration, que je rapporte la médication, aussi prompte
qu'efficace, obtenue par mon collègue M. le prof.r
Broussonnet, de l'ipécacuanha donné à haute dose et
en infusion dans le traitement des fluxions de poitrine de nos contrées, et spécialement dans celles
qui étaient subordonnées au principe épidémique
régnant.

Ce professeur donne l'ipécacuanha à la dose d'un gramme et demi, deux grammes, deux grammes et demi, et même trois grammes, qu'il fait infuser dans 150 à 180 grammes d'eau bouillante. Cette infusion, édulcorée avec trente grammes de sirop de gomme, est prise ordinairement pendant plusieurs jours par cuillerées de trois en trois heures, de deux en deux heures, et quelquefois d'heure en heure. Elle ne convient guère que dans la seconde et la troisième période des fluxions de poitrine, tandis que dans la première on emploie la combinaison de la saignée et du tartre stibié. L'ipécacuanha élevé à cette dose se borne à exciter quelques nausées, et rarement des vomissements; mais les secousses qu'il provoque ont une action résolutive puissante sur l'engorgement inflammatoire et catarrhal, et relève en même temps les forces. Ce n'est point un succédané du tartre stibié à haute dose, car celui-ci a un effet sédatif de l'activité circulatoire du sang; et il est suivi d'une débilitation générale qui en contre-indiquait l'usage dans nos fluxions de poitrine épidémiques.

On pourrait ramener aussi à une action métasyncritique les bons effets des vésicatoires appliqués sur le siége même de l'inflammation.

ARTICLE VI.

De la mortalité qu'a occasionnée la Grippe.

Il ne s'agit ici que de la mortalité que l'épidémie de 1837 a produite à Montpellier.

La moyenne des décès survenus dans cette ville, pendant les mois de février, mars et avril, depuis 1830 jusqu'à 1839 inclusivement, abstraction faite de l'année 1837, est la suivante :

Février..... 102. — Mars..... 111. — Avril..... 101.

En 1837 et pendant les mêmes mois, époque où a régné la grippe, les décès ont été portés aux chiffres suivants :

Février..... 107. — Mars..... 267. — Avril..... 105.

D'où il semble résulter qu'on pourrait attribuer à la Grippe 5 décès pendant le mois de février, 156 pendant le mois de mars et 4 pendant le mois d'avril, ce qui ferait en somme 165, c'est-à-dire $^1/_{268}$e de la population totale (1), ou un décès sur 268 individus.

---

(1) La population de Montpellier, y compris tous les établissements publics et la garnison, calculée sur dix années consécutives, donne une moyenne de 44,370 habi-

Il convient de remarquer que ce chiffre ne donne pas la mesure exacte de la mortalité qu'a occasionnée la Grippe ; car, ainsi que nous l'avons fait observer, l'épidémie a donné naissance à un grand nombre de maladies chroniques, dont la terminaison funeste, mais tardive, doit nécessairement lui être imputée : or, les décès causés par ces maladies ne sont pas compris dans ce chiffre.

Comparons maintenant la mortalité du Choléra-morbus avec celle de la Grippe.

La moyenne des morts pendant les mois de juillet, août et septembre, prise sur 9 années, depuis 1830 jusqu'à 1839 inclusivement, abstraction faite de l'année 1835 où a régné le Choléra, donne les résultats suivants :

Juillet.... 130. — Août.... 145. — Septembre.... 127.

En 1835 et pendant les mêmes mois, le nombre des décès a été :

Juillet..... 185. — Août..... 185. — Septembre..... 80.

Il serait peut-être permis d'attribuer au Choléra 55 morts pendant le mois de juillet, et 40 pendant

---

tants. Dans ce nombre ne sont pas compris les morts-nés et les transcriptions, c'est-à-dire les individus de Montpellier morts hors de la ville et transcrits sur les registres de la mairie.

le mois d'août : en somme 95, c'est-à-dire $\frac{1}{467}^e$ de la population totale, ou un décès sur 467 individus.

Il est vrai que quelques personnes ont succombé au Choléra pendant le mois de septembre; mais comme le nombre des morts pendant ce mois est inférieur à celui des morts qui ont eu lieu ordinairement à cette époque, il s'ensuit que notre calcul est incomplet, puisque nous n'avons pas les données nécessaires pour déterminer le chiffre des décès qu'il faut imputer au Choléra.

Au premier abord, on est étonné que la Grippe ait fait bien plus de victimes que l'épidémie terrible de 1835; mais cet étonnement cesse quand on réfléchit que le Choléra n'a frappé qu'un très-petit nombre d'individus à Montpellier, tandis que la Grippe s'est étendue à toute la population.

Monsieur le Ministre,

Telles sont mes réponses aux questions contenues dans votre lettre du 20 février 1837. Elles offrent la traduction fidèle des faits qui ont été observés pendant le cours de l'Épidémie Nervoso-Catarrhale de 1837.

J'ose espérer que le Gouvernement trouvera dans ce travail le témoignage de mes efforts pour seconder ses vues philanthropiques, en même temps que les médecins y verront une nouvelle preuve des services que la Doctrine éminemment philosophique de l'Ecole de Montpellier peut rendre à la science et à l'art.

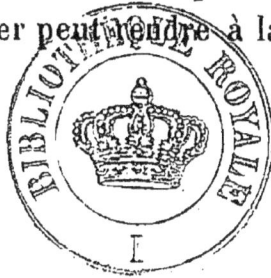

Je suis avec respect,

Monsieur le Ministre,

votre très-humble et obéissant serviteur

CAIZERGUES.

ERRATUM.

Pag. 15, avant-dernière ligne de la note, *au lieu de* a observé, *lisez* a fait observer

www.ingramcontent.com/pod-product-compliance
Lightning Source LLC
Chambersburg PA
CBHW071526200326
41519CB00019B/6086